叙事医学的启迪之路

赵 斌◎著

北京科学技术出版社

图书在版编目（CIP）数据

叙事医学的启迪之路 / 赵斌著. -- 北京 : 北京科学技术出版社, 2025. -- ISBN 978-7-5714-4441-9

Ⅰ. R

中国国家版本馆 CIP 数据核字第 20251W8P10 号

责任编辑：曾凡容
责任校对：贾 荣
装帧设计：优品地带 耕者设计工作室
责任印制：吕 越
出 版 人：曾庆宇
出版发行：北京科学技术出版社
社 址：北京西直门南大街 16 号
邮政编码：100035
电 话：0086－10－66135495（总编室） 0086－10－66113227（发行部）
网 址：www.bkydw.cn
印 刷：河北环京美印刷有限公司
开 本：880 mm × 1230 mm 1/32
字 数：163 千字
印 张：8.25
版 次：2025 年 4 月第 1 版
印 次：2025 年 4 月第 1 次印刷
ISBN 978-7-5714-4441-9

定 价：**78.00 元**

前言

2018年，我因一个偶然的机会接触到了叙事医学，当时没想到之后会在这一非技术学科上投入大量的精力，并乐此不疲。虽然2018年我对叙事医学还只是一知半解，但参与筹划海南医学院*叙事医学公共选修课程，编写国家卫生健康委员会住院医师规范化培训教材《叙事医学》，在第二届北京大学医学人文会议上和叙事医学的提出者丽塔·卡伦同台演讲等宝贵的经历，让我显得在这个领域已经耕耘多年。

我除了本专业，没有其他专长。专业外的书看得不多，专业外的文章写得也少。学习叙事医学一个很重要的方法就是细读，其成效则体现在反思性写作中。如果不看书、不写作，践行叙事医学就无从谈起。当然，这样说未免有些绝对，毕竟叙事医学确

* 编辑注：海南医学院于2024年更名为海南医科大学，后文不再赘述。

实和临床技术有较大的区别。技术是用来对付疾病的，应用技术来对付疾病需要理性和科学的态度，需要医生胆大心细。而叙事医学的着眼点是人，是人的心理。后者考量的是医生的情怀和内心的悲悯。在叙事的大背景下，每一个人依据各自的理解、各自的实践，让医学充满人学的意义，让患者不再孤单、无助，让医学不再是对冰冷的指标、症状的解读。

接触叙事医学之前，我是理性的医生。接触叙事医学后，我不再“就病说病”，而是学会站在患者的立场思考。我的文学素养不高，一是读书少，二是没有接受过任何文学方面的训练，但这些短板并没有成为我远离叙事医学的借口，反而激起了我学习相关知识的热情。我读书再也不挑挑拣拣，哲学、文学、伦理学等领域的书都开始读。功夫不负有心人，通过勤奋的学习，我的文学素养有了明显提升。

看病像在读故事，同样的病在不同的患者身上具备独特性。这些真实的人和事，常常会触发我的思考，我自然而然地就有了要记录下来的冲动。从2018年至2023年，我陆续写了几十篇与叙事医学有关的随笔，皆是自己在与叙事医学这门学科的接触中的有感而发。

本来想按照写作的时间顺序，把文章整理成册，呈现自己对叙事医学的理解、实践、反思及自身成长过程，但在征求了北京大学医学人文学院的郭莉萍老师的建议后，我按主题把本书分为三个部分。郭莉萍老师是我学习叙事医学的引路人，给了我很多锻炼的机会，我们也开展过愉快的合作，可以说，我们亦师亦友。当然，作为一名临床医生，又是叙事医学领域的新人，我对叙事医学的理论架构、知识体系的解读可能还不够深刻。

我写每一篇文章，都没有事先构思，都是对临床上发生的故事的有感而发，虽然有理性的思考，但更多的是感性的体会。

文中的观点只代表个人，因能力的欠缺，在对许多问题的理解上难免有不妥之处，恳请各位读者批评、指导。

目录

一 理解叙事医学

1

浅谈叙事医学

之前到太原开会，主办者让我谈一谈叙事医学。临开会前两周，我几乎对叙事医学一无所知，于是我赶鸭子上架，赶紧恶补了相关知识。叙事医学这个名词是2001年由美国哥伦比亚大学的丽塔·卡伦医生首先提出的，主要是通过文学叙事来丰富医学对生命、痛苦、死亡意义的认知，目的在于改善日益紧张的医患关系，聆听被科学话语所排斥的患者的声音。简而言之，即通过讲故事把医者、患者紧紧地联系在一起。

人大多具备讲故事的天赋，因为人从妈妈肚子里就开始听妈妈讲故事，从小到大耳濡目染，自然也学会了讲故事。生活中几乎每个人都喜欢听故事，因为故事里可能有知识、有情感、有新鲜事。临床医学中发生的每一件事，都可以用故事的形式讲出来。故事的主人公是医生和患者。医学里的故事可长可短，但一定会有情感。医学是治病救人的学科，是与人的痛苦直接相关的学科。患者除了是活着的生命体，还是有思想、有感情、会被痛苦所左右的人。用一句话来说，发生在医院里的故事一定是有情感互动的。如果只把患者看成患病的生命体，忘记了其人的属性，医学里的故事也就变得乏善可陈了。

叙事医学是一门学问，需要许多理论来支撑，同时也有文学的技巧，但做好这门学问最重要的是医生的情怀、爱心和格局。叙事医学这个概念提出的时间不算长，可医者仁心、医患共情早在希波克拉底时期就已经存在了。那时，医生会亲自到患者的家里，坐在患者的床前，与其沟通，送去安慰。不少医生冒着生命危险，用自己的身体做试验，以期解除患者的痛苦。所以，医学自从进入公众的视野，就是一个有情感、有温度的专业。医护人员常被比喻成“白衣天使”，在人们眼里，医生除了可以治病，还可以拯救患者的心灵。医学不是纯粹的科学，它是以科学为准绳，以人文为主线，以经验为先导，直抵患者躯体和心灵的学科。治病不是医学的最终目标，救人才是医学的根本。能治病的医生处于“匠”的范畴，能救人的医生位于“师”的高度。

在我看来，现代医学的进步不是来自医生自身本领的提高，而是科技的发展。正是先进仪器设备的出现使得许多之前不能被诊断和治疗的疑难杂症得到了及时诊治，所以，归根到底，当代医学水平的进展表现为仪器设备打败了疾病。但是，不少医生沾沾自喜，误认为利用医学技术就可以无往而不胜。他们失去了应有的谦卑心、责任心和同理心。人性的力量某种程度上被技术的力量渐渐取代：不能认识患者的困境，不能理解患者的痛苦，不能与患者共情。

讲故事具有主观性，与其对疾病的本质进行抽象的哲学分析，医生更应该去研究患者各自的病中故事。用心倾听对方的故事与随意听对方讲话给对方的感受是不一样的。如果医生不想听或没时间听患者的故事，双方就没有了共情基础，误解可能就会随之而来，医患之间的关系也就很难保持融洽。所以，医生花一些时间跟患者谈谈心，听听患者的故事，所需要的病史就掌握到了，对患者的生活习惯也了解了，对患者的脾气秉性也摸透了。从被倾听的那一时刻起，患者对医生也有了情感连接。医生再把疾病的来龙去脉、预后的情况、注意事项精准地传递给患者，这样就可以大大减少医患之间的矛盾。

叙事就是回归医学本身，以情说话，用情看病，医学不能少了“情”这个字。掌握医学技术严格来讲不是一件很难的事，但培养医学情怀并不容易。首先，医生要有爱心、同情心、怜悯之心，这是成为医生的基本条件；其次，医生需要感情的投入，需要有悟性，还需要一定的环境条件。医生有了情怀，讲出好故事就顺理成章了。掌握了叙事的本领，医生就能够更好地关注患者、了解患者的经历、反思自己的实践、准确地阐述患者的患病故事，成为陪伴患者战胜疾病道路上可以信赖的伙伴。医学不完美，每个人都有缺点，因此世界需要包容，需要沟通，需要彼此之间的倾听。医学技术再发展也不会是万能的，医生需要了解患者在疾病之外的生命境况，与患者共情，并与患者达成共识。

人人可能都有讲故事的欲望，但只有身临其境的人讲得最真实、最有情感。患者对痛苦的感受最深，医生对疾病、医疗手段的了解最多。患者把故事讲给医生，医生把故事讲给患者，故事让他们产生情感的互动、心灵的碰撞，进而携手奏响医患和谐的交响曲，这就是我对叙事医学肤浅的认识。

2

为什么给医学生设置叙事医学这门课？

在海南医学院主管领导的大力支持下，从提出把叙事医学这门课列入公共选修课，到之后确认课程的主讲老师、制定教学大纲、规划讲课课件，仅用了不到4个月的时间，海南医学院初步确定2018年10月正式以公共选修课的形式设置叙事医学这门课。这门课看似匆忙上阵，但实际上早已经积蓄了很大的能量。海南医学院的党委书记吕传柱教授也是一位医生，富有人文修养和情怀，敢于担当。课程主讲老师郭莉萍教授是北京大学医学人文学院的副院长，长期致力于人文医学的研究和宣讲工作，她首先把丽塔·卡伦的*Narrative Medicine Honoring the Stories of Illness*翻译成中文（中文版名为《叙事医学：尊重疾病的故事》），引入中国；另一位主讲老师郭伟教授是北京天坛医院急诊科主任，他既是临床医生，又不乏人文关怀，一直在首都医科大学教授医患沟通课程，主张在中国老年医学会急诊医学分会成立叙事医学专委会。而我当了几十年的临床医生，一直以来热衷于与患者沟通，喜欢与患者打成一片，愿意与患者交朋友。从医的经验告诉我，只有医疗技术不能解决患者的所有问题，优秀的医生一定是既懂技术又有人情温度的，在医学的许多场合人情温度的重要性甚至高于医疗技术。所以，我就成了此次叙事医学课程的积极倡导者和参与者。

叙事医学这一术语来自对Narrative Medicine的翻译，它在2001年由美国哥伦比亚大学的丽塔·卡伦医生首先提出。叙事从字面上讲就是说事，再直白一些就是讲故事，一门讲故事的医学课程看似不应该是医学生必须学习的，毕竟在成为医生之前，还有生理学、病理学、解剖学、内科学、外科学、妇产科学、儿科学等多门必修课程要学习，医学生的课程表早在入学时就被排得满满当当。为了应付紧张而忙碌的课程，医学生的一天基本上是三点一线——教室、食堂、宿舍，如果再加入一门无关紧要的课程，对本已学习压力巨大的医学生来说，是有必要的吗？要回答这个问题，首先要谈一谈医学的本质。多数医学生可能会想当然地认为，医学是一门治病救人的学科，医生的工作就是治病。但疾病是一个理性的概念，既没有思想，也不具备感情，而患者是鲜活的生命，感受得到机体上的痛，以及精神上的苦。医学不是纯科学，对于医学治疗，没有人有必胜的把握，目前也有很多疾病无法治愈，这些问题对患者来说也是很痛苦的。因此，不能简单地把医学的本质理解为治病的学科，更应把它上升到人文的高度，包括关注人的思想、情感、弱点、需求、感受等一切与人的思维、情绪有关的内容。医学生对基础课、临床课的学习为今后成为治病的医生打下了基础，但会治病的医生不一定是有人文修养的医生、有情怀的医生、能理解患者痛苦的医生。我认为，没有温度的医生不是合格的医生，也不是顺应时代发展潮流的医生。

人生总是有苦有乐。苦包括了生病的苦、工作的苦、情感的苦、贫穷的苦、愿望不能实现的苦等，有些苦是躯体能感知到的，而更多的苦是个体主观臆造出来的。但我认为，最大的苦来自疾病，尤其是严重的疾病。严重的疾病除了给躯体带来折磨外，还可能让人面临死亡的威胁。当然，死后是没有感觉的，但死前应该是充满恐惧的。世间几乎没有人不怕死，也几乎没有人愿意死。所以，患者在痛苦中想到死亡时可能感到孤独无望、痛不欲生。这时，医学的技术可能是苍白无力的，而医生的关爱、理解，医生与患者沟通、共情，可能让患者重获对生命的希望，重燃对生活的勇气，减弱对死亡的恐惧。叙事就是讲故事，要用情说话，娓娓道来。叙事医学弥补了科学意义上的医学的欠缺，丰富了医学在认知生命、痛苦、死亡方面的意义。叙事医学要求医生聆听患者的声音，感受患者的无助。通过讲故事，医生、患者的心紧紧地联系在一起。故事里有情感、有温度，这样就避免了冰冷的仪器将医生和患者在情感上隔开。

人天生懂得关爱、同情他人，只是不同文化、教育、人生境遇等因素，使得人的善良程度有所不同，但医学生今后的职业是医生，医生需有仁心。张孝骞曾经说过："几十年的医疗实践中，我总是用'戒、慎、恐惧'四个字要求自己。病人把生命都交给了我们，我们怎能不感到恐惧呢？怎么能不用戒骄、戒躁、谦虚谨慎的态度对待呢？……病人和医生，是战友，是同志。"从事医生这个职业的人不能内心冰冷、感情贫乏、仁心缺失。不管医术多么高明的临床医生，在诊断治疗中，都不可能完全避免出错，但临床医生该有的人文情怀不应欠缺。叙事医学这门课程就要为医学生今后成为一名有情、有义、有担当、有责任心的医生做铺垫。

叙事医学课程设置了16个学时，授课方式包括多媒体教学、小组讨论、师生互动、角色扮演、观看电影等，目的是让医学生更多地参与其中，对什么是叙事医学、医学的本质是什么、叙事伦理、平行病历、医学生到医生的角色转变、如何与患者及其家属建立和谐的医患关系、死亡等议题做了重点安排，希望借此提高医学生对医学人文的了解、重视。对于叙事医学课程的考核，医学生仅靠聪明、记忆力好、课后认真复习笔记很难取得高分；医学生必须用心、动情，这门课考查的是医学生的情商和悟性。医学是科学加艺术，所以医生需要有艺术家的直觉、灵感、想象力。机械地学习叙事医学是没有意义的。

医学生往往都很聪明，但单靠聪明搞不定医学，医生需要高智商和高情商兼备。随着现代医学的发展，人工智能、大数据、机器人等将会部分取代人的智力劳动。但人的情感、人的关爱、人的共情能力、人的沟通能力是很难被取代的。在医学院设置叙事医学课程很有必要。希望医学院培养既能治病又有仁心的医生。

3

老年患者的叙事医学

我在一次查房工作中连续看了3位老年女性患者，一位86岁，动脉导管未闭，心功能不全；一位89岁，肺部感染，慢性阻塞性肺疾病急性加重期，肠肿瘤术后；一位93岁，急性心肌梗死，脑血管病。3位患者所得的病都是急诊科的常见病，但细细了解后，我发现每位患者对得病的感受完全不一样。3位患者的年龄都不算年轻了，在我心中超过85岁就是高寿了。虽然她们年龄不小，但令我惊奇的是3位患者的大脑没有一个是糊涂的，那位89岁的患者跟我说："我除了脑子好，身体其他地方没有一处是好的。"

接诊的第一位患者是那位86岁的患者，她非常瘦弱，因为心脏长期不好，虽然吸着氧气，还是感觉气不够用，闭着眼睛，脸上流露出痛苦的表情。我跟患者的女儿和保姆了解了一下患者病前病后的具体情况，我们说话的声音不是很大，但没想到患者听得很认真，并对女儿不知道的事情做了补充，如自己有动脉导管未闭，以前因为技术不过关，没有做手术，等手术技术成熟了，年龄又大了，做不了手术了。过一会儿，患者示意我到她的身边，轻声又无可奈何地说："太痛苦了，活着真没意思。"我赶紧握着患者的手，说："把药用上，病会慢慢好起来的。"患者没有对我的回答表现出任何欣喜的情绪，表情依旧痛苦。说实话，我对自己刚才的表达也没有十足的底气。

我接诊的第二位患者和第一位患者邻床，虽然已经89岁了，但有强烈的表达欲，目光炯炯，精气神十足，只是说话时有些气促，有时还咳嗽，但这一点儿也不影响她与我聊天。患者说她参加过抗美援朝，在战争年代生下了早产的孩子，因没有条件抚养，就请别人代养了一段时间。她一共有三个孩子，其中两个成才了，另一个不争气。她的肠道长了肿瘤，她在手术后也就再不把它当回事了。和她说话，我都插不上嘴，她即使咳得脸都红了，也要跟我说话。看着她的精气神，我知道不用太担心。

第三位患者和第二位患者隔了一张床，93岁了，在女儿的陪伴下在病床上躺着。她表情安详，精神矍铄，清晰地回答我的问话，看来这位前些日子在鬼门关走了一遭的老人终于可以平安回家了，患者家属也开始着手筹备老人94岁的生日宴了。三周前，该患者因为昏迷被家属送到了医院，最后被诊断为急性心肌梗死。后来患者清醒了，又被大腿的疼痛所困扰，只能使用镇痛和镇静药物缓解。患者生不如死，患者家属也渐渐失去了信心。而今天，我再问患者的腿还疼不疼时，她说："已经没有疼痛的感觉了，心脏也没有不舒服，我只有一个想法——回家。"

老年人得病难以避免，管理老年急性病患者也是急诊科的日常工作。人老了，都会伴随着器官的老化；器官老化了，生理功能就下降了，这样人就容易得病。所谓身体健康的老人，只是器官保养得好一些，生理功能下降得慢一些，寿命比别人长一些，仅此而已。但医生治病是一回事，治好病是另外一回事，实际上治不好的病更多。大多数癌症就是不太容易治好的病，老年病也是不容易根治的。按理说，急诊科是诊治急危重症的地方，但因为老年人的身体器官不太好，而多种器官问题同时出现就超出专科诊治的范围了，所以急诊科就成了收治很多老年患者的地方。在各个医院的急诊科，不管是抢救室，还是留观室，都是老年患者占大多数。由于很多老年病具有不可治愈性，患者会反复出现症状，因此他们会经常去急诊科。有些患者因此成了急诊科医生和护士的熟人，有时除了看病之外，还聊一些题外话。有一位知根知底的医生和自己说说心里话，患者的痛苦往往就减少了许多，心情也舒畅了许多，患者对医嘱的遵从性也高了。难怪有的患者家属说："我们家老人谁的话都不听，就只听医生的话。"

人最终都会走向衰老，这是谁也不能否认的自然规律。但在步入老年期后、死亡之前，这段生命如何度过呢？想必思考这个问题的人不太多。急诊医生这个职业给了我更多思考生和死的情境和时间，从事这一职业，我几乎每个工作日都在见证生死，这些情景触动着我的内心，让我不断反思。被痛苦折磨、被遗弃、充满绝望和孤独、对死亡畏惧……这些导致人们忘记了童年的欢乐、年轻时的成长、中年时的事业有成。衰老不是人的错，它是人生必经的一站（除非衰老前就死亡），人不应该将衰老视作沉重的压力和负担。目前，医学虽不能解决器官老化及其伴随而来的躯体疾病问题，但医生可以通过陪护、安慰、倾听、讲故事燃起老年患者对生活的热爱，使老年患者摆脱孤独带来的焦虑、减少对死亡的恐惧。

我经常跟一些熟悉的患者或患者家属开玩笑说："如果想治好这个病，只有一个办法，就是把所有的器官换一遍。"所以，每次患者及其家属在对我和同事的成功救治表达谢意的时候，我总会说："这不是我们的本事，主要是患者身体的机能还没有完全衰竭，患者身体的修复能力帮了很大的忙。"前文提到的那位93岁的患者出院后，她的女儿给我们写了一封表扬信："我母亲入院时已经是重度昏迷状态，生命体征微弱，多种疾病缠身，我甚至为她准备了后事。然而，谁能想到，一位93岁的重症患者，在你们的精心治疗、悉心护理下，11天后就顽强地走出了病房、康复出院，你们创造了一个医疗奇迹！”当然，患者家属的心情可以理解，我相信她对我们的感谢也是发自内心的。但作为急诊医生，客观地讲，我在与老年疾病的较量中没有必胜的信心。前文介绍的那位86岁的患者，就没能康复出院。面对老年疾病，我认为急诊医生的技术不是万能的，因为患者自身的身体条件也起重要作用。但急诊医生要从骨子里把医者仁心体现得淋漓尽致。

叙事医学关注的就是人的情感，关注的是医生对患者的体贴。叙事医学要求医生与患者共情，体验患者的内心世界。老年患者面对疾病缠身，面对失去很多年轻时拥有的能力，面对同龄友人的渐渐离去，他们最大的痛苦是心痛而不是疾病导致的身体上的痛。用文学的叙事表示对患者的感同身受，用文学的叙事抚慰患者受伤的心灵，这对患者很有意义。在生命的最后阶段，很多人可能会有去急诊科的经历。急诊医生不要忽视老年患者的最后时刻，微笑、抚慰、倾听、交流、共情都不能少。

4

对叙事医学的反思

虽然我是2018年才了解叙事医学的概念，但对医学人文并不陌生，在临床工作中也尽力把对患者的关爱体现在每一个细微之处，所以我写了一些关于叙事医学的文章，也在不同的会议和学习班上跟同行分享了我对叙事医学的理解。我认为作为一名医生不能没有治病的本领，但关心患者，理解患者的痛苦，从感情上给予患者关爱，也是医生义不容辞的责任。叙事医学要求医生用心感受患者的情感、处境，让患者在与疾病对决的过程中不感到势单力薄；让患者在离开这个世界前，感受有爱陪伴在他们的左右。

人应该有同情心，特别是对弱势群体。患者属于弱势群体，所以医生自然应对患者抱有同情心。医生不能把自己的职业视为普通的职业，医生的工作性质决定了这个职业的崇高与伟大，因为医生治的是病，救的是命，而病是痛苦的代名词，每个人只拥有一次生命。因此，仅用智商和知识储备作为医生的准入门槛是不够的。近年来，医学的进步有目共睹，攻克了不少治病难题，但医患关系不和谐的问题日益凸显。医学教育太注重自然科学，结果是培养的医生在医学理论和诊疗技术上出类拔萃，但缺乏人文情怀，这也是丽塔·卡伦在2001年提出叙事医学这一理念的主要原因。叙事医学要求医学以患者为中心，服务好患者是医生的首要任务。梅奥诊所是世界著名的私人医疗机构，它的成功与其推崇的“梅奥精神”密切相关，“梅奥精神”的基本条件之一是始终坚持患者需求至上，对每一位患者的健康和幸福给予诚挚、独特的关注。

叙事医学被引入国内已经有近十年的时间了，2018年可以说是叙事医学在国内迅速发展的一年：《叙事医学》杂志创刊，《叙事医学》一书成为住院医师规范化培训教材，叙事医学理念的提出者丽塔·卡伦亲临北京授课。但国内叙事医学的发展还不成熟。据我所知，国内很多临床医生还不知叙事医学为何物。有些医生即使听说过叙事医学，但对叙事医学的意义还存在疑问。我在某医学类微信公众号上发表过一篇名为《叙事医学的前世今生》的文章，该文章有几千的阅读量，不少医生留言对叙事医学表示认可，但也有不少医生对叙事医学表示中立或不屑一顾的态度。有的评论写道：“看病涉及花费问题、医保问题，怎么能成为一篇文学作品？”还有的评论道：“故事，不可能像诗一样美丽。”更消极的评论是：“把病例写成记叙文，文采飞扬，最后患者死了！”我在该微信公众号上发表的第二篇文章是《叙事医学的平行病历》，文章一经发布，就有医生评论：“每天工作太忙，没时间写。”看来，叙事医学还有很长的路要走。

就我对叙事医学的理解，医生不管是听患者讲故事，还是给患者讲故事，以及写出平行病历，都不是为了显示医生的文学水平有多高、讲故事的能力有多强。医生要把叙事医学的理念融入日常工作，拥有叙事医学要求的能力。通过叙事医学，医生可以学习感知患者的痛苦，了解患者的需求，明白患者的想法，这是成为一名合格医生不可不做的事。病发生在患者身上，不了解患者，何谈治病？叙事医学就是要把在生物医学模式下丢掉的东西找回来，它并不是一个全新的理念。医生学习、践行叙事医学，不是在自己现有的治病本领上再多学、多做一件事，而是把自己缺少的本领补足。

医学工作赋予了医生很多崇高的品质：善良、仁慈、温柔、睿智、勤奋、坚毅、勇敢、执着、细腻、谦虚、无私……其中大多数的品质是可以在叙事医学中体现出来的。梅奥诊所所长兼首席执行官丹尼斯·珂迪斯曾指出，最好的医生和健康护理提供者们都可以称得上既是“工程师”又是“艺术家”。“工程师”发现问题，然后运用技术手段解决问题。多亏了“工程师”，患者从CT扫描、微创手术和计算机辅助治疗中受益。工程技术方法极大地帮助了患者，拯救了很多生命。它是可测量的、可视的，而且几乎总是有偿的。作为“艺术家”，医生应理解患者何时需要温暖的微笑、鼓励的话语，或是真诚的拥抱。正是“艺术家”让患者感到了温暖、舒适、安全，看到了希望。“艺术家”能够洞察患者的焦虑，鼓励年轻的妈妈不用担心发热的孩子；“艺术家”会倾听中年患者关于屡次戒烟失败的烦恼和沮丧；“艺术家”还知道什么时候作为“工程师”会无能为力，此时他们会帮助患者及其家人成功地应对生命的最后时刻。“艺术家”所做的一切正是我个人会成为医生的原因。

5

你了解叙事医学吗?

“叙事医学”这个概念自2001年由美国哥伦比亚大学丽塔·卡伦医生提出，已经20多年了。在2006年，丽塔·卡伦医生写了《叙事医学：尊重疾病的故事》一书，同年，《新英格兰医学杂志》还为其发表书评。2015年，该书被北京大学医学人文学院的郭莉萍教授翻译为中文，并在中国出版。

在此借发表在2006年《新英格兰医学杂志》上的书评聊一聊叙事医学。在有些人看来，2006年的文章太过时了。医学的发展日新月异，医生一般只研究最新的论文。但自己不知道的知识只要有用，就没有过时之说。

书评开头就引用了在1979年很流行的锻炼绘画者右侧大脑半球的方法——让绘画者临摹反向印刷的毕加索的一幅名画。最终达到了非常好的锻炼效果，当把图像转正后，还原度很高。倒置图像可以迫使绘画者以新的视角欣赏图像，引导他们按照自己的方式作画，培养自己独特的画风，而不是让他们有意识或无意识地局限于原作的风格。从某种意义上说，叙事医学在当时提出了一种看待患者的新方式。叙事医学要求医生引导患者以适合自己的方式表达内心感受，而不是对每一位患者都用千篇一律的表达方式让其说出空白表格要求填写的信息，这就是在叙事医学中的平行病历和我们日常所用的格式化病历的差别。丽塔·卡伦医生指出，这种方法似乎要求医生动用大脑的另一侧，以异乎寻常的方式进行思考。叙事使人们拥有自己的风格，突破自身的限制，打破常规，有利于人们发现事物潜在的新联系，从而推陈出新。所以，很多时候通过聊天，医生会意外发现诊断疾病的线索，这有部分原因归功于叙事的作用。

没学过医学的人，在听到他人的医疗故事时，通常只能表现出怜悯、做出安慰或求助于医生。而医生不仅要听故事，还必须从这些故事中收集临床所需要的重要信息，从而做出诊断和治疗决策。在卡伦医生看来，这些意味着医生需要像文学评论家或作家一样，成为专业的故事解读者，既要熟知故事结构，又要知道故事所表达的意义。如果从更高的要求来看，就要形成类似训练有素的小说家与读者之间互动的方式，医生与患者之间的交流沟通也是重拾医学人文的一种方式，它可以使医生更谦逊、更尊重患者，更容易站在患者的立场思考问题。当然，这对医生而言不是轻而易举的，不能一蹴而就。卡伦医生拥有英国文学博士学位，而大多数普通医生很难像卡伦医生那样解释故事的形式和内容。为此，卡伦医生提出了五个叙事的关键点，即时间性、独特性、因果/偶然性、主体间性及伦理性，也就是说任何临床故事都离不开这五点。卡伦医生指出，哥伦比亚大学进行的一项研究发现，学习用这五点记录自身患病经历的医学生能更有效地进行医疗访谈、执行医疗程序、与患者建立治疗方案，他们对自己处理病重及病危患者的能力更加自信，并且他们更注意提升自己听取他人观点的能力。

卡伦医生既是叙事医学的提出者，也是叙事医学的践行者，在每次临床工作中她都亲力亲为。例如，在查房中，她注意聆听患者所讲述的故事，在患者脱衣服准备检查时，她会暂时离开房间，按照患者所述顺序把患者讲述的故事记录下来。很多医生说他们没有时间采用这种烦琐的方法，而卡伦医生反驳说，使用这种方法不会比现在常用的做记录时间更长。她认为这种方法会产生连锁反应：经过叙事训练的眼睛可以在检查患者时看到一个完整的人。她指出："我并不只是写下每位患者的叙述，我欣喜地观察到，我记录过的患者会得到我更多的关注。"

在《叙事医学：尊重疾病的故事》的第一部分，卡伦总结了创建该领域的基础，但书中最扣人心弦的一部分是对她个人经历的描述。医患双方通过叙事达成了默契，连接了情感，拉近了彼此的距离。在名为“诉说生命”的章节中，卡伦医生讲述了一名患有高血压、乳腺癌、椎管狭窄、失眠和焦虑症的89岁的女患者在双方建立治疗关系20年后，向卡伦吐露了一个保守了80年的秘密——患者的焦虑并非来源于孩童时期的坠马经历，而是来源于被一个男孩强奸的经历。这一坦白让患者摆脱了很多症状。

卡伦医生相信，她与这些患者的关系不仅会使患者受益，而且医生自身也会受益。这样的工作让她获得了当医生的满足感，将她与被帮助的人联系起来。她写道：“这些医学的新方法给了我巨大的愉悦和帮助。”可见，叙事医学可以帮助医生克服职业倦怠，唤起爱心。我认为未来对医生的考验将是在这个以技术见长、医疗科技迅猛发展的时代，是否能够拥有足够的爱心和从医的激情。

目前，叙事医学在国内仍处于初期发展阶段，但仍在一路向前。我相信，越来越多的医生会反思，医学不仅是技术的比拼，还有对患者的理解和关爱；医学不仅要解读指标，还要有人情的温度。总而言之，医学不是纯科学，医学是人学。为了患者，也为了自己，医生要了解叙事医学。

6

叙事医学帮助年轻医生成长为有温度的医生

由于医学行业的特殊性，医生的成长有别于其他行业：培养时间长，需要多读书，既要吃脑力的苦，也要承受身体的累；既要做到技术精湛，又要让患者满意。这谈何容易？所以，做一名好医生的门槛很高。于是，有的医学生一毕业就转行了；不少年轻医生干了几年就跳槽了。以我的实践经验来看，医生的“难”具体体现在以下方面。一是疾病的规律难以把握，个体差异大，没有放之四海而皆准的方法；二是与形形色色的人打交道不容易，更何况患病的人往往情绪比较紧张；三是工作强度太大。我之前结合自己的经验写了《医生的成长路程》《当医生要走的第一步》《从医学生到急诊医生的转变》《医生的金科玉律》等文章，目的是给年轻医生打气。当然，我相信每位医生都有成为一名好医生的愿望，也不乏吃苦的准备。可到了现实中，许多美好的愿望可能会遭受打击。我的从医经历也不是一帆风顺的，但我坚持了下来，慢慢地体会到了学医为自己带来的改变，我也把对医学的喜爱渐渐融入方方面面，把对患者的关注培养为一种习惯。有一次，我查房时见到一位车祸受伤的女孩，她的肋骨断了9根，还有其他多处骨折，她的男朋友也在事故中去世。我把她的病情、不适详细地问了一遍，了解了她的需求，并及时解决了她的疑惑。看着患者家属流露出的感激表情，我也感到很欣慰。我在医院里遇到的类似情况有很多，我想医生为患者做的每一件事情，不论大小，都会被患者及其家属感知到。当然，医生也会因此收获职业认同感。

做医生到一定年限，就会发现无论是治病的能力，与人交往的能力，分析问题、解决问题的能力，还是对人生价值和生死的理解能力，都是通过每天接触的患者提高的。医学院给医学生提供了学习基础知识的条件，而医院里的患者促使年轻医生走向成熟。所以，医生的成长不仅来自书本和实验室，更来自接触的患者，来自工作实践。医生在工作中不仅要完成开药、做手术、叮嘱患者等工作，还要反思患者的痛苦。读懂疾病是医生的本行，这更多地依赖知识和技术。读懂疾病就要在诊断、治病、掌握技术上下功夫。19世纪以来，临床医学在技术上已接连取得不小的成效，现在医生工作的流程、培训等也非常规范，因此读懂疾病并不算难。而读懂患者理应也是医生分内的事，虽然难度不小，但这个“难”是相对的，在于思考的“难”、理解的“难”，只靠技术是不够的。

实际上，读懂一个人谈何容易，读懂自己往往都不是轻松的事，何况要读懂他人。当然，人随着阅历的增长，看人、看事往往会更深刻，从医几十年的医生一定比初出茅庐的医生有经验，往往与患者相处也更融洽，让患者感受更好。作为一名“老医生”，我的体会是每个人的内心世界都很丰富，也各有特点，可一旦得病，人的心态一般是差不多的，比如会有恐惧、孤独、失落、无力等感受，所以作为医生，应该了解这一情况。医生要将心比心，你需要别人怎么对待你，你就应该怎么对待别人。几十年来在临床工作中，我接触过很多患者，我不敢说我具体读懂了多少患者，但被患者误解的次数并不多。

年轻医生要想在今后的职业生涯中一马平川地走下去，需要在入门阶段养成有利于与患者和谐相处的好习惯。现代临床医学之父威廉·奥斯勒特别重视年轻医生好习惯的养成，习惯的养成是品德的基础。“叙事医学”这个概念自2001年由丽塔·卡伦医生提出已经20多年了，目前美国大多数医学院已经有了关于叙事医学的规范化培训课程，近几年来也被越来越多的国内医生了解。叙事医学就是让医生在医学技术之外，关注每一位患者，倾听患者对疾病的主观和客观的感受，如困惑、痛苦、对疾病的恐惧等。医生应反思患者在生病过程中的痛苦经历，做出的每个医疗决策都要出自对患者的关爱和理解，这样，患者在就医过程中，还能体验到来自医生的尊重和温暖。医生如果仅重视疾病，时间久了，就容易产生职业倦怠，因为疾病本身是没有情感的。人一旦缺少足够的情感刺激，就会失去活力。而每名患者给了医生独一无二的故事，通过故事，医生能够发现患者生活中的细节，这些细节可能与对患者的治疗关系不大，但可能体现了患者自我价值的核心。不一样的故事让医生有了不一样的感觉，有不一样的感觉才会使医生有激情、活力、勇气和信心。

我还没有太多的经验来证明学习叙事医学是否能帮助医生更有温度，但根据我的临床经历以及对叙事医学的理解，医生将叙事能力与医学实践相结合时，往往可以快速、准确地解读出患者想表达的内容。具有较强叙事能力的医生会有效地利用临床互动的时间，从患者对其患病经历的描述及表达方式中提取可能有用的医学信息。另外，疾病本身也是一种叙事。每种疾病都有其发展历程，有必然性和偶然性，有共性及个体差异性，拥有较强的叙事能力不仅为医生提供了了解患者的手段，而且为医生提供了了解疾病本身的新方法。我想，作为一名医生，如果不被患者的故事所触动，就很难做到“想患者之所想，急患者之所急”，很难对医学事业一直怀有热情。医生有温度的前提是有情感，有情感的前提是被感动，被感动的前提是理解，理解的前提是专注，专注的前提是喜欢。医生如果能对临床中的每个故事进行认真的反思，把反思的结果带到实践中，并形成习惯，那么我想这就是患者眼里有温度的医生。

年轻医生要养成好习惯，不妨从叙事医学中找答案。一是对患者进行全方位的关注；二是要把关注的内容通过自己的思考再现出来；三是融入实践，与患者达成“1+1>2”的合力。叙事是基于文学、美学和现象学的理论，它需要感情的注入。医学需要感情的力量。叙事医学为临床医生提供了一种成熟的方法，让他们能更深刻地反思临床经历，并理解他们所做的事情的重要意义。希望年轻医生在叙事医学的帮助下，成长为有爱心、有温度，并且在技术上精益求精的好医生。

7

叙事医学需要更多的人关注

曾经，我受王仲主任之邀，参加北京清华长庚医院的人文讲座。北京清华长庚医院的人文讲座不讲临床专业的具体内容，而是讲与医学相关的其他方面的知识。这个创意很好，但是对于有多少人参加，我心里打起了鼓，毕竟讲座是早上7点15分开始，听讲座的人要比平常早到医院。

我7点到了北京清华长庚医院，王仲主任把我接到了讲课礼堂旁边的休息室，我们俩还没有落座，医院的党委书记周月红就到了，周书记说，她是专门来听这个讲座的。到了礼堂后，我发现居然有近1/3的上座率，我很欣慰。快到讲课的时间了，董家鸿院长风尘仆仆地出现了，并亲切地和我握手、寒暄。可见，北京清华长庚医院对这次讲座足够重视。半个多小时的讲座很快就结束了，我紧张的心情也平复了下来。当王仲主任要宣布讲座结束的时候，董院长站了起来，很认真地问我，叙事医学应该以什么方式在临床工作中运用。

我接触叙事医学的时间不长，但在不同场合开展了多场讲座。对叙事医学讲座感兴趣的人不少，可考虑实践的人并不多。特别在患者多的三甲医院，总会有医生问我，从哪里找那么多时间跟患者讲故事。有一次，一所民营的三级医院的领导想了解叙事医学的具体内容，我就把叙事医学的来龙去脉讲了一遍，当聊到叙事医学的落地需要医生书写平行病历的时候，这位领导说，书写平行病历对临床医生而言不现实。许多人认为，叙事医学只是一个理念，并没有认识到它是一种可以帮助医生了解患者，从而融入患者真实的情感世界，感同身受地体验患者面临的痛苦的方法。叙事医学在十多年前被引入中国，2018年《叙事医学》杂志创建。同年，《叙事医学》一书被列为国家卫生健康委员会住院医师规范化培训教材。但是近年来国内关于叙事医学的论文不多，这在某种程度上也可以说明在医生眼中，医学还没有上升到人学的高度，实践叙事医学仍有很长的路要走。

发展叙事医学，并不是让医生放弃医学技术，而是让医生在繁忙的临床工作中能够冷静地思考：医学的科学性在哪里？医学到底有没有人学的属性？医生是站在人的高度去看病，还是单纯在疾病的范畴探索？生命的意义不是被疾病赋予的，生命的价值一定是在精神层面上体现出来的。医学的复杂性一部分是因为人很复杂。疾病可以被分类，而患者具有明显的个体差异性，受心理因素影响。叙事医学就是以人为突破口，关注、倾听每一位患者对患病的感受，了解他们的情绪，而不仅仅关注疾病本身。针对疾病，要谈科学，而对于患者，仅谈科学是不够的。医生如果不顾及患者的心理感受，单纯用解剖学、生理学、免疫学的知识，从组织、器官、细胞、分子水平解释疾病，难免有16世纪至17世纪机械论思维模式或者18世纪至19世纪的生物医学模式的痕迹。“患者为先，疾病其次”的观念已经在20世纪70年代被生物–心理–社会医学模式所认可。但时至今日，叙事医学在临床实践中仍然举步维艰，医生与患者的交流更多的还是围绕化验单、影像报告、病理结果展开。

北京清华长庚医院的两位主管领导，虽然工作忙碌，但能支持195期与医学技术没有直接关系的专题讲座，我想还是因为他们认同一位医生的成长仅靠医学技术本身是不够的这一说法。现在的医学教育以疾病为中心，忽视了医学的人学属性。医生的修炼既在技术，更在仁心。技术好学，而仁心难养。叙事医学就是让医生在疾病的境遇下关注患者的情感世界。医生在医学技术之外应自然地思考患者心理的痛苦，疾病造成的躯体的痛苦。这就是一种关爱，是医生从内心深处对患者痛苦的一种理解和同情。有了这种关爱，医生就会情不自禁地、全神贯注地照顾患者。

叙事医学不只是一个理念。叙事医学应该被更多的人关注、践行，这需要医院管理者的努力，也需要临床医学的努力。叙事医学不是画蛇添足，只要医学的人学属性不变，叙事医学就有生根发芽的土壤。没有掌握医学技术的人不能被称为医生，无法与患者的情感共舞的医生也不是出色的医生。

8

叙事医学与急诊

我接触叙事医学这个概念已经一年了，从不知道到比较熟悉还是下了一番功夫。检索现有的文献，可以发现，叙事医学在慢性病，如慢性阻塞性肺疾病等领域都有所涉及，且不在少数。虽然叙事与临床所有专科都密不可分，但许多临床医生只注重沟通，没有叙事。每位医生都知道沟通，可沟通的结果并不都尽如人意。而叙事就是医患之间的故事会，你听我讲，我听你说，回归平等的医患关系，打开医患的心扉。不管是听者还是讲者，往往对故事这个词都不会反感。医生应该都知道，医学伦理是医学生的必修课，可要回答医学人文具体是什么，可能不少人会说不清楚。叙事医学为医生践行医学人文提供了一种方法，医患通过讲故事的方式，关注对方，读懂彼此，使医生的注意力不只停留在疾病上，还落到患者的情感中，体谅其躯体的痛、心里的苦，最终与患者携手共渡难关。叙事医学的本质就是把患者当作有思想、有感情、有诉求的人来看待，疾病的痛苦是暂时的，而人间的关爱是长久的。医生治病的手段是有限的，而医生的爱心是无限的。

急诊医生每天接诊的疾病通常有3个特点：一是急，二是重，三是危。所以，急诊科是医院面对生死最多的科室。而且急诊科的很多患者及其家属对疾病的发作是毫无心理准备的。没有人想生病，生病是苦、是难，对受苦受难的人不应责备，而应关爱。老年病是急诊科常遇到的，器官功能的衰退、多种疾病缠身、疾病反复、生活不能自理，不管是对患者、患者家属，还是对医护人员，都是一个不小的考验。如果患者没有家属的照看，更是难上加难。疾病终末期的患者也是急诊科的“常客”，这时患者的“救命稻草”已不在技术，而在人心：是平静、安详地走，还是纠结、无奈地离开。这样看来，作为一名急诊医生有技术必不可少，毕竟技术可以救人，技术可以减轻甚至消除患者躯体的痛苦，例如：对于流感导致的多器官功能衰竭，体外膜肺氧合（ECMO）的使用可能让患者转危为安；急性肺栓塞使患者命悬一时线，使用药物溶栓、器械取栓可能把患者从死亡的边缘拉回来。但在急诊科遇到更多的是使人如履薄冰的险境，更多的是技术、药物不能解决的困惑。所以急诊医生在技术和药物失去作用的时候，要记得手里还有一张牌——叙事医学。

我近一年尽我所能地在急诊医学圈里，通过各种方式推动叙事医学的普及。所幸努力没有白费，急诊医学的同人给予了很好的回应，从全国的急诊医学会到地方的急诊医学会，都愿意为普及叙事医学提供帮助。但叙事医学需落实在临床工作中，不是仅知道这个概念就可以。叙事医学的三要素是关注、再现和归属。简单地说，就是通过医生的眼、口和心，关注患者的一举一动；通过写平行病历进行反思，医生用情再现患者的疾病境遇；归属是叙事医学的最后一环，也是叙事医学最终所要达到的与患者共情的目的。在这里，我从我对叙事医学的认识以及这些年在急诊科的临床实践，谈谈叙事医学对急诊医生的重要性。第一，急诊患者和急诊医生通常是第一次见面，彼此不了解，而叙事是最直接拉近双方距离的工具。第二，急性病来得突然，患者及其家属都缺少准备，叙事既是问病史，也可以给予患者心理安慰。第三，急诊医生虽大多年富力强，但临床经验可能还不足，而好的态度是年轻医生的必修课。耐心、和声细语、处处体贴、不放过细节，是获得患者理解与尊重的法宝。第四，急诊患者的病情往往变化快，如由坏变好，则皆大欢喜；但若由好变坏，患者就不易接受。对于如何告知患者及其家属坏消息，叙事医学就有了用武之地。急诊医生要有想患者之所想、急患者之所急的观念，这为告知坏消息打下了基础。第五，急诊科中遇到的许多病没有好的治疗方法，如多器官功能衰竭、疾病的终末期等。是一味地强求用技术“解决”，还是该放手时就放手，关于这一选择如何与患者及其家属沟通，极考验急诊医生的情商。而叙事医学的实践有助于提高医生的情商。第六，急诊科老年患者多，而老年患者往往吃、喝、拉、撒、睡样样不如意。急诊医生应该对老年患者给予更多关爱、问候和陪伴，这也体现了叙事医学的理念。第七，患晚期肿瘤，就意味着死亡临近。人对死亡是充满恐惧的，但死亡又是自然规律，无法对抗，所以与死亡和解是明智的选择，但要完成这一目标是有条件的，就是爱的存在。急诊医生在晚期肿瘤患者面前多逗留一分钟、多看他一眼，可能就会让患者少一分离世的遗憾。这也体现了叙事医学的理念。第八，急诊科的格式化病历越来越简单，几乎被表格所代替，从格式化病历读出患者的心理感受、主观诉求自然无从谈起。叙事医学的平行病历是急诊医生解读疾病、反思患者的痛苦、体验患者内心的无奈和恐惧的一个非常好的工具。医生不一定对每名急诊患者都要写平行病历，但要带着平行病历的思维接触、观察患者。第九，急诊医生的苦，有一项是职业倦怠，如果以唯疾病论的态度处理急诊工作，很难避免产生厌倦的情绪。疾病可能一样，而患者是不一样的，患者的不一样在于他们的想法不同、情感不同，叙事医学让急诊医生以不同的视角看待患者，每位患者身上都有独一无二的故事，这也大大降低了产生职业倦怠的可能性。

叙事医学助力医生摆脱对医学技术的绝对依赖，而对患者产生共情。而急诊医学的特点是处处要以情说话，急症患者需要情、老年患者需要情、临终患者需要情……所以，急诊科少了叙事医学，医生就少了一个工具；急诊医生不关注叙事医学，就缺少了提升情商的机会；急诊医生不学习叙事医学，就少了一个能与患者相处得游刃有余的方式。医生只有经过实践，才更能理解叙事医学的价值。

9

发表在《叙事医学》杂志的第一篇文章

2019年4月4日，我和邵卫东社长一起参加在北京四季青医院（简称四季青医院）举办的建院60周年系列庆祝活动之一——“让医学更有温度，叙事医学走进四季青医院”。活动结束后，邵社长送给我一本《叙事医学》杂志，说这里有我的一篇文章。于是，我迫不及待地翻到了我发表文章的那一页，文章的题目是《老年病人的叙事医学》。看到自己名字，我有一点儿激动。记得医学生涯中第一次发表学术文章是在1989年，我是第二作者，文章是一例罕见心电图表现的病例报告，文章不超过1000字，当时杂志的制作也没有现在精良，但我激动万分，并把它珍藏了起来。时过境迁，到现在，我已从事临床工作30多年，有了一定的经验积累，也做过一些与医学有关的科学研究，陆陆续续在医学期刊发表了100多篇文章，其中近20篇发表在被SCI收录的杂志。从文章的数量来看，这对一位在临床摸爬滚打30多年的医生来说不算多，从文章质量来看，也谈不上对医学的发展有突出的贡献。如今在杂志发表文章，我早已没有了最初的兴奋、喜悦和激动。

可是，这次看到在《叙事医学》杂志发表的文章，我的内心又激动起来。这是为什么呢？我之前在医学期刊发表的文章都有一个共同的特点，就是用数据来探讨医学的科学属性。其实，在临床工作中，每当遇到难题时，我都想利用数据及医学指南找答案，可有时数据和医学指南无法解决问题。随着医学科技的发展，医务工作者也越来越依赖技术手段。一方面，科学技术的确给医学实践带来了极大的便利，解决了很多问题；另一方面，医学指南修订的速度越来越快，很多科研成果也存在争议。那么，在医学的科学性之外，能否为医生提供一个合理的、可操作的、不违背人性的、可坚持的支撑手段呢？我想，从医学的人学属性思考，可能会找到答案。

说到死亡，虽然难免会想到疾病，但没有疾病就没有死亡吗？我认为，生命足够长不是人活着的唯一目的，拥有较高的生命质量和活出人生的意义才应该是人追求的目标。只有人才能确切地感受到质量和意义的重要性。因此，抛开人谈疾病，只会把医学又带回生物医学模式。人是首位的，病是次要的，这是医学的人学属性的体现。叙事医学既是对医学的人学属性的直白解读，也是使医学的人学属性落地的关键路径。邵社长在《为什么要创办〈叙事医学〉》一文中谈道："简单地说，医学是有边界的。以患者立场看待疾病故事和躯体感受的阅读，以个性化叙事补充格式化和数据化病历的记录，以及以个人回忆和叙事反思医疗实践的批评，三位一体，大有可为。"

正是因为叙事医学在临床医学上的独特性，我才又因发表文章而激动。其与之前我在医学期刊上发表的文章不同。首先，这篇文章没有受制于医学文章的固有格式，也没遵循目的—方法—结果—结论的结构。其次，没有大量的参考文献，不用为每句话找到文献支持。医学除了人学属性，也具有艺术属性。艺术是属于全人类的，没有一定之规。与患者相处，仁者见仁，智者见智，没有最权威的方法，只有最适合的方法。再次，文章中较少用数据说话，很多的素材来自我在一线工作中接触到的患者的语言，结论也是我自身对医学的思考和感悟。

邵社长告诉我，我的第二篇文章——《叙事医学的反思》会在《叙事医学》杂志2019年第二期卷首语刊登，虽然在《叙事医学》发表的文章可能不会被统计到每年科室的论文成果中，但我还是热衷于写叙事医学的相关文章，并满怀希望地投稿。我这样做，一是出于喜欢，二是出于责任。既然有人把我领进叙事医学领域，我也认为叙事医学对临床医学很重要，有利于年轻医生的成长，那么，我就要为叙事医学的普及推广尽一份力量。

《叙事医学》杂志，让医学更有温度。

10

叙事医学与护理

时间过得真快，转眼就要到第108个护士节了。医生和护士是医学工作中密切合作的两个群体。特别是在急诊医学领域，如果没有护士的协作，医生的工作几乎无法展开。近两年，每到护士节，我都会写一些与护士们相处的感言。这一次，我要跟护士们说些什么呢？恰巧今年6月，我院护理部让我给护士们讲一堂叙事医学课，那我就用《叙事医学与护理》这个题目写一篇文章，作为给护士们的节日礼物吧。

说起护士节，人们可能会想到一个很熟悉的名字——弗洛伦斯·南丁格尔。南丁格尔在1854年至1856年克里米亚战争期间为交战双方的伤员提供医疗服务，挽救了很多人的生命。1860年，南丁格尔在英国圣托马斯医院内建立了世界上第一所护士学校——南丁格尔护士学校。但威廉·奥斯勒说过："护士的培养及其成为一种专业，虽是现代才有的，但其源远流长，早在人类穴居的时代，母亲岂不就已经取溪中冷水为病儿敷额，伤者逃离敌人的追杀，也有人为其奉上汤药。"所以，护理从古至今在人类的进化和繁衍中一直有举足轻重的地位，与医生一样，护士在医学实践中有不可替代的位置，护士也往往是患者到医院后第一时间会接触到的专业人士 。

近一年围绕叙事医学这个话题，我不断地学习，不断地和业界人士交流，与医学生谈过叙事医学，也写过关于叙事医学与急诊、叙事医学与老年患者的文章，但却没有与护士们就叙事医学在医学护理中的作用、存在的价值做过深入的探讨。叙事医学的落地是在临床一线，而护士也是临床一线的工作者。叙事医学注重情感关注，而护士对患者的帮助与护理就体现了情感关注；叙事医学的工具之一是细读，而护士在工作中需要对患者细心察觉。叙事医学不是说教，也不是难懂的哲学，叙事医学的理论来源于爱，实践叙事医学的出发点仍然是爱，而临床工作的场景就会自然地激发护士对患者的关爱。所以，叙事医学既是医生要掌握的关注患者的方法，也是提供给护士的帮助其融入患者情感的工具。

在临床工作中，护士的职责是护理患者。医生的医术再高超，也有治不好的病；但护士只要用心投入，很少会照看不好患者。护理是一门专业，护士行业有明确的规范，护士需要学习必要的技术，同时，护士在患者的眼里是“爱的天使”，是帮他们抚平创伤的人。

临床医学的局限有目共睹，这种局限主要集中在技术层面，而且人类很难在短时间内突破。可临床医学可以在对患者的身心照料、关爱上给予弥补。治病虽难以做到十全十美，但医学护理可以达到尽善尽美。叙事医学为临床医学提供了一个非常好的视角：关注患者，通过“你听我讲，我听你说”的方式接近对方，进而了解彼此。护士若仅将照顾患者视为例行公事，可能会因共情缺失导致护士与患者关系疏离，原本柔软的心灵也可能逐渐麻木。

在这里，我以一位医生的身份，尝试谈一谈叙事医学对护理学，特别是对每一位护士的重要意义。第一，现代护理学处处都有南丁格尔精神的烙印，即用自己的爱心、耐心、细心和责任心对待每一位患者。而叙事医学的前提就是对患者的关爱，没有对患者的关爱就没有叙事医学。所以，护士在掌握叙事医学方面具有先天的优势。第二，护士是临床医学的窗口，一般情况下，在医院中，与患者第一个打交道的专业人士是护士。所以，临床医学的故事从护士开始，少了护士，叙事医学的实践就不完整。第三，白衣天使的形象已在患者心中深深扎了根。因此，患者往往想当然地把护士作为倾诉对象。护理工作历来都是将人作为整体思考，时刻记得要注意患者的主观感受。第四，护理工作可能涉及患者的吃、喝、拉、撒、睡，事无巨细。叙事医学的第一要素就是关注，而护士对患者的关注许多时候甚至会超过患者自身。所以，护理工作的性质决定了每一位护士都是叙事医学故事的主角。第五，对于患者的痛苦，护士容易感同身受。护士日常需要对患者进行护理，患者日常的不适、痛苦，都会被护士看到。人性里对弱者的同情，职业要求的仁心仁爱，都让护士对患者有不同于一般人的情感，这种情感就是叙事医学中的“再现”，即对疾病境遇下患者的理解。第六，护士是在医学技术无用武之地时，患者最后的陪护者。对老年器官功能衰竭患者、终末期患者而言，护士的精心照料、陪伴、安慰可能比医疗技术更重要。而陪伴、安慰都是叙事医学所涵盖的。第七，护士的存在，会让被冰冷仪器包围的患者感受到人性的温暖。抢救室、监护室、手术室最能体现医学科技的强大，但在这些地方，患者往往会失去做人的尊严。面对疾病袭来的恐惧，面对周围冰冷的仪器，面对远离家属的无助，患者对爱的需求会很强烈。而护士的关爱会给患者带来很大的慰藉。这就是叙事医学三要素的最后一个要素——归属，即与患者共情，真正做到“想患者之所想，急患者之所急”。第八，叙事医学可以帮助护士克服职业倦怠。如果把发生在患者与护理中的每一件事都看作独一无二的故事，就会使人有新鲜感，从而调动人的情绪。打针、吃药的流程不会改变，扫床、铺床单的手法也不会经常改变，但患者在变，患者的感受在变，所以，临床工作中永远不会有一模一样的故事发生。护士每天都从患者身上了解不一样的故事。第九，如果护士给予患者关爱，患者往往也会给予护士感动。得病是痛苦的，临床上的很多操作是痛苦的，即使护士的操作小心翼翼，患者仍会对这些操作感到痛苦，可许多患者的坚强超出护士的想象。当然，临床中让医护人员感动的事，远远不止这一件。临床工作中，医护人员打动患者，患者感动医护人员，这就是叙事医学的体现。

叙事医学是老话题的新说法，不管是在希波克拉底时期，还是在南丁格尔时代，医生和护士都遵循关爱、不伤害原则。只是近年来随着医学科技的发展，人们理想地认为医学技术终将战胜疾病，但无情的事实告诉人们，医学技术不是医疗的唯一，医学始终要以情说话。医学不是疾病学，医学是人学。以人为本，以关爱为原则，仍是医学的根。叙事医学在医学技术之外给了护士一个工具，那就是将爱融入医学护理，关注患者躯体的痛、内心的苦，并通过会心的微笑、细心的照料、一丝不苟的护理体现在工作中。叙事使医患之间彼此了解，互相倾听，感动彼此，达到共情。

以上是我的一家之言，可能不全面。但我很希望叙事医学在护理实践中落地，叙事医学的理念在护士群体中生根、发芽、结果，护士群体把叙事医学倡导的那份爱惠及患者。

11

丽塔·卡伦让我知道了什么?

丽塔·卡伦是叙事医学的先行者。我近一年来因为关注叙事医学，所以对丽塔·卡伦有了更多的了解。2004年，《柳叶刀》杂志专门发表了一篇介绍丽塔·卡伦的文章。2018年，在第二届北京大学医学人文国际会议上，我有幸聆听了她关于叙事医学的主题演讲，她的PPT上没有一个字，只有图片，她根据一幅幅图片，为现场听众解读了什么是叙事医学。

丽塔·卡伦和我一样也是一名临床医生，但基于对文学的喜爱，她找到了医学与文学之间的必然联系，而这种联系打破了很多医生头脑中“技术高于一切，科学无所不能”的纯生物医学模式的看病习惯。

丽塔·卡伦说：“医学与写作在我生命中逐渐交叠，不可或缺。”而作为医生，之前我也在不停地写，毕竟医生的成长过程一直伴随着书写病历。但显然，我的书写与丽塔·卡伦的写作是不一样的。丽塔·卡伦说：“我开始明白，只有当我把临床的内容记录下来，无论是以所谓写实还是虚构的手法，对我来说可以了解到那些未曾获取的患者信息，对患者来说也是一种扩展补充。”我经常向患者展示我写的关于他们的内容，主要是为了核实我对他们所讲述内容理解的准确性。我会问他们：“我理解对了吗？”这种医学写作虽简单，但却令我受益匪浅。患者明确知道我在努力倾听，我的记录是我倾听的有力证据。在阅读了我写的内容之后，患者可能会说他遗漏了一些内容，然后可能会讲出对临床来说至关重要，但不易发现的线索。当我决定发表一篇关于患者的文章时，我会事先向患者征求意见并寻求同意。我从未被拒绝过。实际上，与作品中的人分享我所写的内容是一件具有治疗意义的事情，通常会加深我们之间的共情。

我想如果我从没有接触过叙事医学，我没有对我的同行——丽塔·卡伦推广叙事医学的初衷进行了解，我可能依然沉浸在那种只表达患者客观症状的病历书写中。患者不会脱离疾病而单独存在，疾病的苦一定会影响到患者的情绪和观念。而现在，在很多医生的眼里，疾病是唯一的敌人；而在患者眼里，疾病是痛苦和恐惧，医生是可以信任和依靠的人。医生治的是病，而患者是活生生的人。因此，患者对就医体验很难满意。

丽塔·卡伦不但自己践行叙事医学，而且还影响了她的学生和同事。她这样写道："我的二年级医学生记录了他们早期做体格检查时的情况，描述了第一次使用听诊器时的笨手笨脚，以及让他们意识到是医学让陌生人对他们敞开心扉、讲述痛苦。我的三年级学生书写了关于患者护理方面的平行病历，记录了那些不能归类到临床病历中但又必须记录下来的东西。他们写下极富感染力的诗篇，记录下他们对患者的依恋、他们的悲伤、他们的无助以及逐渐强烈的照看患者的责任感。在长老会医院肿瘤科工作的医生、护士和社工会与我一起大声朗读他们写的关于临床工作的文章。在过去的一年里，团队的凝聚力和效率都有所提高。我们每个人都比之前更深刻地理解癌症病程中陪伴患者左右的失落、压力以及巨大的奖励。"

而传统的医学教育，更多的是让医学生掌握关于疾病的知识、学习技术，但忽视了医学的人学属性，忘记了医学不是纯科学。医生办公桌上摆放的大多是手术图谱、技术操作手册、医学指南。医学院让医学生学习写规范统一的病历，医院衡量医生进步的重要标准为发表高水平的论文。老师和学生、有经验的医生和初出茅庐的医生之间似乎形成了一种心照不宣的默契，遵守规矩者胜出，违背规矩者退出。可除了这些，在丽塔·卡伦眼里还有学生的平行病历、肿瘤学叙事文本、医患访谈记录、医生记录的自我实践以及50年前她的父亲当家庭医生时的病历。我被那些患者及提供帮助者的力量、关怀和勇气所震撼。她讲道："这些年来所有的学生，所有试图去描述痛苦的患者，所有医生、护士和社会工作者都会体会到失落感、挫败感，被疾病激怒，并致力于找到缓解之计。我逐渐认识到，作为医生与作为作家的任务并无二致，足够宽容、足够忘我去接纳所有声音，不是为了达到和谐，而是为了寻找和确认它深刻而持久的意义。"

丽塔·卡伦深知医学的局限，她明白医生在与疾病的对决中，不会成为常胜将军。但丽塔·卡伦并不悲观。她说："我坚信（在很大程度上来源于我们的研究结果）写作赋予临床医生更丰富的同情心，让他们善于反思，更有勇气。我确信我、我的学生及同事的写作对患者有益。我很荣幸能够发现如何通过感知、想象力、好奇心等提高我的医术。"

我不由得要为丽塔·卡伦点赞。当很多医生正不遗余力地与疾病战斗、与死亡赛跑的时候，她已经抽身并欣赏医学的艺术性了。我不认为丽塔·卡伦是一位消极的医生，反而我佩服丽塔·卡伦把患者置于较高的地位，叙事医学的三要素——关注、再现、归属，无不为医学赋予了人学的味道。感谢丽塔·卡伦提出的叙事医学理念。

12

叙事医学的价值

最近一年，我在各种会议上讲了不少有关叙事医学的话题，也写了不少有关叙事医学的文章，也听到了一些对叙事医学的不同声音。比如前几天，我在给医学生上叙事医学课时，问同学们愿意做一位只治病的医生，还是做一位不仅治病，还关注患者并令其有一个好的就医体验的医生。一位同学告诉我，做只治病的医生更实际。另一位回答问题的同学是一名成熟的医生，他认为践行叙事医学耗费时间，特别是在急诊科，医生没时间与患者聊天，抢救患者才是最重要的工作。

上述那位医学生的想法没错，医生如果不治病，怎么能被称为医生呢？医生的职业就是治病。从进入医学院的那一刻起，医学生的学习就围绕治病展开。如果没有治病的本领，他们就无法成为医生。

上述那位成熟医生的想法也没错，医生的时间非常宝贵，尤其在急诊科，医生需要争取时间救助患者。

如果医学只是就病论病，只是关注时间，对于每一位医生来讲，这一职业并不见得比其他职业更辛苦、更紧张、更有压力。因为有些疾病有固定的发生部位、发生原因，随着科学技术的发展，许多疾病有相应的药物或手术手段来应对。这样一来，对一部分躯体疾病，可以从科学的角度思考，用某些固定的方法应对，至于时间观念，培养时间观念要比掌握技术更容易，在生死面前，我相信每一位医生都不会懈怠。

可是，临床中还有许多疾病无法被科学地管理，也无法用医学指南解决，医生在临床中面对这些疾病的时候，往往会感到困惑、无奈、自信心受挫。

疾病的客观存在不容置疑，但患者的主观感受千差万别。对于能治的病，尚可用治疗效果作为衡量医生工作的标准；对于不能治的病、治不好的病，是否应以患者的心理感受作为衡量医生工作的标准？医生不仅要治病，还要知道在医院里，还有许多患者需要医生“疗心”。叙事医学就是把疾病这个整体概念与每位患者的个体感受连接起来的桥梁，医生一方面要借助临床手段治疗疾病，另一方面，要关注患者承受的痛苦，并考虑在医学技术之外为患者提供关爱。有人说，医生的两大基本能力是临床能力和共情能力，而共情能力就是叙事医学的一部分。

但在我看来，医疗实践中，大多数医生在关爱患者方面似乎做得不够。在许多国家，医院偏爱技术娴熟的、理性的医生，而不是富有同情心的医生。在医疗实践中积极表达同情通常被视为分外要求，甚至被视为弱点。因为医生从早期开始就被教导“技术、技能是基础，而互动技能（如讲鼓励的话）是次要的”。我想这也是丽塔·卡伦提出叙事医学这个概念的原因，她意识到医生在疏远患者，沉浸在生物医学模式中，只关心技术。但医学是人学，疾病的痛苦、对死亡的恐惧，都是患者切实感受到的。况且，技术不是万能的，许多技术在疾病面前几乎无能为力。所以，作为一名医生，要把患者当成整体的人看，既要关注疾病给患者带来的躯体痛苦，还要关注疾病给患者带来的心理压力。

叙事医学是文学、医学和以患者为中心的护理结合的产物，被丽塔·卡伦定义为“运用识别、吸收、解释和动情的叙事技巧实践的医学”。叙事医学运用跨学科、基于过程的方法以发现痛苦、疾病、残疾、人格、治疗关系和医疗保健的意义。叙事医学方法已经被证明可以提高医疗团队的凝聚力、培养站在他人视角看问题的能力，同时减少了医生身心俱疲现象的发生。一篇国外的关于大四医学生接受叙事医学培训对临床技能影响的论文提到：大四医学生认为学习并践行叙事医学是加强沟通、协作能力的一种有效的手段。这些能力在医疗实践中很重要，属于一些学会规定的核心能力。学习并践行叙事医学是对当前培训策略的补充，为医学生之后成为优秀的住院医师和临床执业医师打下基础。

目前，国内了解叙事医学的人还不多，更不用说践行叙事医学了。但叙事医学的基本理念对“重技术、轻人文”的临床医学是一个很好的补充，也是对希波克拉底提出的医生三大法宝——语言、药物和手术刀这个传统概念的新解读。

很多医生承认面对不开心的患者是一种挑战，甚至比面对技术挑战更难。人类的历史是由故事构成的，而叙事医学给了医患之间讲故事、听故事的机会。医患双方在故事中熟悉，在叙事中了解彼此，从而令患者痛苦感降低，让患者对死亡不再那么恐惧，我想这就是叙事医学的重要价值。

13

对叙事医学的憧憬
——为叙事医学传播学院成立而写

从多年的临床实践中，我体会到，疾病很有可能促进人们认识自我，让人们更明白自己的生活目标和价值观。通常，当一个人患病时，他会问自己：谁是可以信任的人？生命意味着什么？自己能承受多大的痛苦？对很多人而言，人生中最大的痛苦就是疾病的苦，人生中最大的恐惧就是面对死亡的威胁。而疾病与死亡往往都与医院有关，所以医院不仅是医疗场所，也是很多患者追问生命意义的地方。早在希波克拉底时期就提倡医生学会倾听患者的声音，陪伴患者并给予负责任的回应。

所以，医学技术的践行者们要清醒地认识到，疾病的痛苦无处不在，患者对死亡的恐惧也一直存在。我们每一个人都可能成为患者，都会面对死亡的威胁。

患者和健康人群之间的差异，不仅在于疾病导致的躯体的痛苦，还可能在于孤独、羞耻、愤怒、失落、恐惧的心理。

正是出自这个原因，叙事医学的先行者丽塔·卡伦说："叙事医学的诞生是为了在任何语言环境和任何地点，医生、护士、治疗师在与患者相遇时可以全面地认识患者并理解他们的悲痛。"叙事医学依靠叙事能力实践。叙事能力是认识、吸收、解释并被患者的故事所感动的能力。在医学实践中，拥有较高的叙事能力可使医务工作者更好地认识患者和疾病，向患者传播知识和关心，与同事和谐相处，与饱受疾病折磨的患者及其家属同在。

急诊医学与众多专科医学不同，它涉及的急危重症多，涉及的多器官功能衰竭的老年患者多，涉及的终末期患者多，涉及的突发事件多。所以，急诊科的医务工作者除了要具备独特的临床思维、精湛的医术、崇高的使命感，还要在面对多器官功能衰竭的老年患者、终末期患者时，在医学技术束手无措的情况下，给予他们关注，走进他们的故事，分担他们的痛苦，协助他们与病痛做斗争，在死亡即将来临时守护在他们身旁。只有医生在某种程度上理解了患者的经历时，医疗照护才能在谦卑、信任和尊重中进行。

在中华医学会急诊医学分会主任委员陈玉国教授的大力支

持下，中华医学会急诊医学分会第二十一次、第二十二次全国急诊医学学术年会开设了医学人文与叙事医学分会场，向全国急诊医务人员传播叙事医学理念。我本以为叙事医学这一主题会在大会上遭遇冷落，没有想到却受到与会急诊人的高度认可，成为年会的亮点。2018年，在海南医学院党委书记、中华医学会急诊医学分会候任主任委员吕传柱教授的支持下，海南医学院急诊创伤学院率先开设了叙事医学公共选修课。课堂上，学生们认真听讲，积极参与互动，并通过书写平行病历，反思合格医生的标准是什么。我作为一名急诊人，在近一年的时间里，也写了数十篇有关叙事医学的文章，参与了多次学术领域有关叙事医学的讲座。对叙事医学的学习，使我深刻体会到，如果医学教育者不能要求学生充满同理心地对患者的痛苦做出回应，那么他们至少应该训练学生具有同理心的先决条件——能够感知痛苦，解释其感知，在共鸣和超然之间做出平衡，能够多角度地看待疾病，预见疾病的衍生事件，因被感动而采取行动。所以，只有理解了患者如何饱受病魔的折磨，医生才能为患者提供有效的临床帮助。

急诊科是一个不缺故事的地方，不管是在诊室、抢救室还是留观室，自然情感的互动就会时刻存在。所以，急诊人不仅要用技术与疾病较量，还要给予患者温暖。每一位急诊人既是急危重症救治的急先锋，也是善良的、关爱患者的“守护神”。

几天前，我与来自不同医院的急诊科同人就叙事医学在急诊科落地的方式进行了讨论，基于中华医学会急诊医学分会的领导对叙事医学的大力支持、越来越多医院的急诊科主任对叙事医学的认同这一大背景，以及叙事医学对急诊科医务工作者的益处，一致决定成立叙事医学传播学院，通过多媒体，开展系统的、规范的、突出急诊特色的叙事医学知识的宣传、推广工作。

目前，成立叙事医学传播学院，宣传、推广叙事医学知识还只是我们的“一厢情愿”，叙事医学能不能被广大的急诊医务工作者接受还未可知。如果没有叙事，患者就不能向任何人表述他的患病历程。同样，如果不能用多重叙事的形式讲述或书写自己对照护患者的感受，照护者也不能以全面的、有感情的叙事形式看到患者的疾病。做好叙事医学工作是传播者和学习者共同互动的结果。

叙事医学在医学技术之外，为临床医务人员提供了就患者最深的恐惧和最迫切的希望与患者进行深入沟通的机会，让临床医务人员思考人类无法回避的死亡。所以，叙事医学与任何治病技术都不一样，它需要同理心，它也需要医务人员骨子里的善良。由此看来，叙事医学的学习不会一蹴而就，它的传播任重而道远。

我真诚地呼吁广大急诊医务人员加入叙事医学传播学院这个平台，为叙事医学知识的普及以及叙事医学在急诊工作中落地推广，贡献出自己的一份力量。

14

叙事医学关注的6种关系

在许多人眼里，临床医学就是关于医生与疾病博弈的学问，实际上，这只是从生物学的视角看待临床医学。虽然医学涉及药物、器械、设备等，但最后都要落实到医务人员和患者就治疗方案达成双方能接受的结果，而在这一过程中不可避免地会形成各种关系。当然，关系并能不直接治病，可关系的建立如果出现问题，就会影响治病。在叙事医学的提出者丽塔·卡伦看来，这里的“关系”包括医生与患者、医生与自己、医生与同事、医生与社会四种关系。但以我的工作经验来看，还有两种关系不能忽视，就是医生与患者家属、医生与经济的关系。

叙事医学不是临床技术，对生物学意义上的病，如癌症、糖尿病等，没有办法治疗。但叙事医学会教医生一种能力，就是把患者当作有感情、有思想、有需求、渴望关爱的人来看。也就是说，除了患病之外，患者与常人无差别。常人有的喜怒哀乐，患者也会有，只是患病让人更加敏感和脆弱。叙事医学旨在帮助医生在医疗实践中提高对患者的情感关注，在医学实践中发挥共情的力量，全方位地解读疾病和患者。

传统医学也关注关系，但主要是医生与疾病的关系，没有考虑患者。如果对受苦的人不关注，实际上就把医学带入到科学与理性的狭窄地带，使医学失去人性层面的意义。如果医生只关注疾病，放弃了医学的人学属性，对医生来讲也是弊大于利。久而久之，医生的思维就容易固化，医生的情感就容易枯竭，医生的职业倦怠就会自然而然地产生。以下就叙事医学关注的6种关系，谈一下我的思考。

医生与患者。医生与患者的关系是医学中最主要的关系。疾病出现后，它并不会表达，是人把疾病的痛苦、把疾病给自身带来的身体改变表述给他人，才有了医学。只谈疾病，不谈患者，怎能称为完整的医学？任何疾病的意义都有两个方面：一方面是躯体的，另一方面是精神的。人患病躯体会难受，精神会紧张，而且躯体和精神彼此会互相影响。如果医生过于理性，在他的认知里，患者只有病理、生理的改变，没有精神层面的变化，这显然是有问题的。

叙事医学给了医患平等看待彼此的机会：医生与患者虽身份不同，可都是有思想、有情感的人。叙事医学的三要素是关注、再现、归属，在我眼里，这三要素体现在搭建医生与患者平等对待彼此的桥梁。我想，患者对医生的要求始终是既在技术上精益求精，又对患者关爱有加。而医生在许多时候却把疾病与人割裂开，对疾病的重视程度远远超过了患者本身。叙事医学无疑就像卡伦所说的，其诞生是为了在任何语言环境和任何地点，医生、护士、疗愈者、治疗师在与患者相遇时可以全面地认识患者并尊重他们的悲痛。

医生与自己。医生在工作中要与得病的人，甚至面临死亡风险的人打交道；医生治病的胜算不是百分之百，世上的疾病多而复杂，有些能被治愈，而有些不能被治愈，医生在不能被治愈的疾病面前会束手无策；医生的工作状态大多是小心翼翼，如履薄冰。所以，对于这样一个职业，医生只有一腔热血和精湛的技术是不够的，还需要具备一些品质：大爱、悲悯、担当、奉献、求精、敬畏、谦逊、坚守。

许多时候，医生不仅需要技术，还需要有情怀。卡伦说：“只有理解了患者如何饱受病魔的折磨，医生才能对患者提供有效的临床帮助，但是这需要医生进入患者的世界（哪怕只是通过想象力），并从患者的角度看待和理解这些世界。”医生要时时反省自己，检讨自己，鼓励自己。叙事医学涉及两种能力：细读和反思。《叙事医学》教材中对反思是这样定义的：“医学反思是医学内在的、自觉的、共情基础之上的、发自肺腑的自我督查、自我检讨、自我纠偏、自我升华的思维活动。”医学是人学，关注人的方方面面，它不是片面的。医生是人，人都有局限，包括能力的局限、情感的局限，这都会在医生的医疗实践中体现出来。医生要摆正自己的位置，承担医生应负的责任，通过不断的学习、不断的反思，强化一名合格医生应具备的品质。

医生与同事。医生的工作包括诊断与治疗，诊断是基础，治疗是目的。在治病这个环节，有时只靠医生自己就显得力不从心。以我所从事的急诊医学为例，不管是心肺复苏，还是多发伤抢救，都需团队合作。每一位医护人员都要各尽其职。有时，急诊患者的疾病涉及多个系统、多个器官，有些病急诊医生知道怎么治，但更多的时候需要与其他科室的医务人员协作，这就是所谓的多学科会诊。做手术时，只有主刀医生也是不行的，还需要第一助手、第二助手、器械助手、麻醉助手等。可见，医生要想在临床工作中游刃有余，必须要协调好与同事之间的关系。

医生与同事的关系，包括工作与情感两个层面。医生与同事的关系如果仅限于工作层面，就事论事，缺乏人情味，难免显得有些冰冷。通过日久相处，同事之间除了工作关系，还可以成为朋友，这就会使得工作不那么单调乏味。

要建立人与人之间的情感关系，最重要的一点就是学会站在对方的立场思考。医学的问题，有些可以用科学的思维处理，但有些需要靠经验和直觉处理。对于后一种情况，如果都是站在各自的立场上，强调主观的感受，就容易导致僵局。反之，如果敞开心扉，认识到医学的局限，充分倾听对方，可能就会凝心聚力，把不可能变成可能，把治愈的概率从小提升为大。

医生与社会。人不可能独立于社会而存在。患者是个体，但来自社会，都带有社会的烙印。疾病是一个负面符号，有人会认为患疾病意味着有缺陷、虚弱、不堪大用，这使得生病成为患者不愿张扬的事。当然，医生也来自社会，社会对医疗的反应也会给医生带来影响。在每一场疫情来临的时候，医生会冲在一线，不畏生死，勇于担当。这一个时期，公众对医生往往会高度赞扬。但如果个别医生有失医德的案例被曝光并广泛传播，公众对医生群体可能会集体声讨。这也导致了许多医生不愿意自己的子女从事医生这一职业。

医学是社会的重要组成部分，医学的水平也是衡量社会进步程度的标志之一。《叙事医学的原则与实践》一书写道："我们所有的医务工作者都在做有意义的事。尽管我们做得不够完美，尽管有时我们身不由己。正是这种工作的意义感、重要性和风险性，使医学具有严谨性和规范性。体力的消耗、午夜里无休止的电话、写过和读过的无数页病历、讲授和聆听过的各种讲座，都构成了医学……无名的、吃力不讨好的、无法露面的、不确定的，但又是很必要的。这种必要性显示了医务人员的善良本质。他们虽然有时显得冷漠，但他们在造福人类。”

医生与患者家属。强调医生与患者家属的关系，是因为患者家属在医疗中的地位是非常独特的。未经患者家属同意，原则上对患者的很多有创操作都不能进行。在急诊科，很多时候对患者救与不救的决定权在患者家属。有一次，我院急诊科接待了一位老年气胸患者，他呼吸困难，急需接受胸腔闭式引流术。但其家属不在医院，医生在患者签字同意后，立即为患者实施了胸腔闭式引流术。术后，患者的呼吸困难症状得到缓解。过后，患者家属到了急诊科，指责医生的治疗，理由是对患者的治疗没有征得家属的同意。所以在我看来，病虽发生在患者身上，但治疗的决策权往往掌握在患者家属手中，这一现象在老年患者和经济困难的患者群体中尤为明显。

医生与患者家属的关系一定程度上决定了患者的治疗走向及医患关系。所以，我认为叙事医学仅关注卡伦提到的四种关系并不够，医生还要处理好与患者家属的关系。我想这也与中国的文化和医疗现状有一定的关系。

医生与经济。在这里，经济指钱。虽然钱没有生命力，也体现不了患者的痛苦，但钱与治疗有关。当然，花多少钱是由人做主的，医生与经济的关系，实际上是医生与支配金钱者的关系。支配金钱者可以是患者、患者家属、患者的单位、医生自己等。为什么可能包括医生？因为医生可以为患者提供性价比高的医疗方案。

在临床医疗中，钱是一个很重要因素。缺钱也是部分患者放弃治疗的一个重要原因。我认为，在叙事医学中关注医生与经济的关系是有必要的。

以上是我就叙事医学关注的六种关系的看法。叙事医学虽然是一个有较完整的理论体系的学科，但要想在国内临床工作中落地，还需要考虑我国的国情。此外，叙事医学不是纯科学的学科，主要倡导医生关注患者，而不是仅关注疾病，通过叙事医学实践架起患者与医生之间的桥梁，可以使医患双方意识到彼此有一段路要一起走。因此，解读和实践叙事医学不一定局限于卡伦的现有理论。但践行叙事医学的最终目的都应该是："能够认识情感，提高知觉的敏感性，容忍不确定性，减少职业倦怠，提供医疗照护团队的功能，以及深化医务工作者对每个患者情景的认识。"

15

解读叙事医学的三要素

丽塔·卡伦认为叙事医学存在三要素：关注、再现和归属。卡伦在《叙事医学的原则与实践》一书中专门对这三要素的含义进行了解读。“关注”指听者对讲者高度专注，不论讲者是患者、学生、同事还是朋友。它要求听者把自我作为容器，接纳并揭示讲者所讲的内容。“再现”为所听、所感赋予了形式，从而提示听者和讲者互动中的隐性信息。再现的形式一般为书写。“归属”是专注倾听和完全再现的结果，把医生和患者、教师和学生、自我和他人紧紧地联系起来，使他们在共同经历中相互认识、相互支持、共同行动。

对于叙事医学的三要素，我在不同的学习阶段有不同的理解。医生是与人打交道的职业，自然离不开叙事。而叙事的手段多种多样。如果把叙事医学的规则理解得过于刻板，那么就不符合人的多变性和故事的复杂性了，所以我相信每一位学习叙事医学的医生对关注、再现和归属都有各自的理解。本文旨在把我在近几年学习叙事医学三要素的体会与大家分享，以期为刚接触叙事医学的临床医生提供学习与实践的思路。

关注。关注本身的意思是关心、重视。在医学场景下，关注主要指医生带着问题倾听患者的故事。关注带有好奇的色彩，好奇会引发兴趣，有兴趣就会有动力，有动力就会有热情。工作中缺乏热情，就容易导致职业倦怠。所以，对医生自身而言，对患者关注很重要。

医生往往对所在科室的常见病很熟悉，从在医学院学习到在医院工作，对疾病已给予了足够的关注。但医生对患者的关注往往不够，只看病不看人的医生大有人在，况且每位患者的情况是不一样的。那么，具体而言，医生应该如何关注患者呢？第一，医生要放下架子，把自己当作普通人；第二，谦卑地、兴趣盎然地听患者的故事；第三，对患者故事中的痛点不要无动于衷，而要共情；第四，适时地与患者互动，并表达鼓励，让患者知道医生没有敷衍；第五，放下自己的成见，对患者的故事全部接受；第六，在听患者讲故事时，医生不要眼神飘忽；第七，注意细节，细节里也可能有重要信息；第八，听话听声，锣鼓听音，要注意故事里的隐喻；第九，心急吃不了热豆腐，听故事要有耐心；第十，听故事时不能缺少思考，思考的水平体现了医生的智慧。

总之，关注从字面上理解比较简单，可在叙事医学的实践中，关注的含义是丰富且深刻的。叙事医学的实践要从关注开始，而关注要从倾听做起。

再现。再现本身的意思是指过去的事情再次出现。《叙事医学》教材谈到的再现，指创造性地理解所听到、看到和感知到的内容，最终表现出来。卡伦认为，如果没有再现，就不可能实现关注。这说明在卡伦眼里再现非常重要。

即使之前没有系统学习过叙事医学，但在实际工作中，医生也在不知不觉地做再现，如病历的书写。当医生在第一次接诊患者的时候，往往会关注患者得病的全过程，包括时间、地点、症状、治疗情况。之后，医生会把这些关注的内容进行加工整理，以传统的格式化病历的形式呈现出来，这样就对疾病的来龙去脉形成了再现。但叙事医学中的再现，不是只对疾病的再现，而是对患者的整体再现，包括对疾病的再现，以及患者思想层面、精神层面和情感层面的再现。只有摆脱单纯疾病意义上的再现，才是叙事医学所倡导的再现。

实现叙事医学的再现，需要医生花一些精力，从思想上重视、从大局处着眼，注重感情的投入。下面是我对做好叙事医学意义上的再现的体会：第一，以人为本，关注患者，特别是在情感上关注患者；第二，不满足于做只会看病的医生，而要有情怀；第三，不要铁石心肠，而要有悲悯之心；第四，充分理解医学的人学属性，要有丰富的知识；第五，提高文学素养，多读经典；第六，在叙事上多花一些时间，把爱听故事变成爱讲故事；第七，写作是再现的一种表现形式，不能不在写作上下功夫；第八，学好再现不能一蹴而就，需要在临床工作中体验再现的意义；第九，要有稳定的价值体系，不能人云亦云；第十，树立正确的生命观，尽量不被负面情绪所左右。

再现不是医生对患者故事进行复述。卡伦说："再现行为绝不是复印机，不可能中立地复制某个'现实'。再现行为是将感知、神经处理、相关体验等复杂过程进行组合，然后再想象性地补充、迂回、发展之所见，创造出新的东西。"所以不要把叙事医学中的再现视为一种纯技术手段，就病说病不是再现。医生基于良好的品德，站在人文关怀的高度反思疾病的意义，为患者解读疾病，并积极地给予患者关爱、帮助和回应，这才是我理解的再现。医生的再现要高于患者的预期，要让患者有惊喜感。

归属。归属本身的意思是划定从属关系，但显然这不是叙事医学中归属的真正含义。在叙事医学中，归属是指进行关注、再现后，医患之间最终形成一种平等的伙伴关系。这里的“平等”是指医生眼里有患者，患者眼里有医生，彼此是对方存在的前提，没有高低之分；这里的“伙伴”，指医生与患者不是陌生人，他们走的是同一条路，在这条路上，医生因为患者而发现了自己的价值，患者因为医生减轻甚至消除了病痛。

那么，如何在实践中把握归属这一要素呢？

第一，理解叙事医学的现实意义，这就需要对叙事医学有足够的学习；第二，对关注、再现和归属的关系要熟记于心，三者的先后次序不要颠倒；第三，有强烈的与患者建立和谐关系的渴望；第四，关注和再现要始终以归属为目标；第五，要与患者平等相待，进而与患者建立伙伴关系；第六，不要把归属视为一个工作程序，而是要用心去做；第七，人对归属的感受不尽相同，不能用固定的标准来衡量；第八，如果遇到不容易与之建立有归属关系的患者，不要有挫败感；第九，如果无法与患者建立归属关系，首先要反思自己，毕竟医生是归属关系中的主导者；第十，归属关系的建立不是总能成功，但这不是放弃建立归属关系的理由。

以上就叙事医学的三要素——关注、再现、归属，谈了一些个人看法。这些看法可能不全面、不准确，但我相信对刚接触叙事医学的医务人员理解叙事医学的三要素是有帮助的。

16

叙事医学中的故事性

大多数人天生对听故事有兴趣。毛姆说过，听故事的欲望是根深蒂固的，正如对财富的渴望一样。故事里有知识、有情感，故事满足了人们在精神层面的许多需求。记得我小时候，周围的同龄人都喜欢听长辈讲故事。即使现在电子产品五花八门，网络早已普及，但人们的精神生活、娱乐活动仍到处有故事的元素。故事让人产生共鸣，不再孤单；故事拉近了人与人之间的距离，让人们的关系变得更加紧密。

生老病死是自然现象，但其形式是多种多样的。以生病为例，有的是突发的，有的是有预期的，如老年患者器官功能衰竭。世界上不少文学家以患者和疾病为题材，创作了医学的相关故事，如托尔斯泰的《伊凡·伊里奇之死》、契诃夫的《第六病室》、莫里亚克的《给麻风病人的吻》、加缪的《鼠疫》等。

作为医生应该乐于从故事的角度审视自己的工作，在叙事中面对医疗本身。叙事可以是理性的，也可以是感性的。我刚做医生的时候，采集病历信息时就需要与患者叙事，但这样的叙事是理性的，基本上疾病是叙事的主题，任何疾病之外的话都被排斥在理性叙事之外。这样的叙事最终会形成格式化病历，之后针对患者一系列的医疗过程都会始于这份病历，包括病程记录、上级医生的查房意见等。最后医生记住了疾病，忘记了患者。当有一天患者站在我面前，说他是我曾经治疗过的患者时，我往往会一片茫然。

医生把患者当作疾病的符号，患者的心里肯定是不舒服的。针对疾病的故事往往是理性的，容易千篇一律。而临床医学工作中疾病之外的故事，不管是患者得病的经历，还是医生治疗患者的感受，都构成了独特的临床叙事。

例如，不同的新冠病毒感染的患者，身体的反应不同，恐惧感也有差别，被感染对生活的影响也不同。临床中每一位患者都有其特殊性，每一个临床案例都不可复制。在临床医学中，患者与医生都是主角。临床医学的故事就是解读各种关系、处理好关系，人物之间的关系是故事的精髓。

近几年，叙事医学的实践越来越注重医生与患者互动的故事性。临床中的每一个场景都由故事组成，有的故事长，感性的成分多；有的故事短，以理性的成分为主。但不管怎样，医生和患者一旦进入了故事的情境，彼此的关系就会发生明显的改变：由生疏到熟悉，由淡漠到亲切，由冰冷到温暖。

故事让患者敞开心扉，一吐为快；故事让医生放弃了刻板的思维框架，用更广的视角看待疾病。叙事医学捅破了医患之间的窗户纸，拉近了医患之间的距离。大多数人有听故事的兴趣，也有讲故事的潜能。在叙事的互动中，医生看到了医学技术的局限，患者体验到了有人情味的医学照护。

17

叙事医学解决医患之间的4个落差

古人云：术业有专攻。医学的专业性非常强，所以医生和患者在对待疾病这件事上，难免关注点不同。

但有些落差不能忽略，特别是这4个落差：对病因的认识，对疾病的境遇，对死亡的态度，对患病带来的羞耻、自责和恐惧。医生在弥合医患之间的落差上负有主体责任，一旦不能履职到位，会直接影响患者的就医感受，影响患者的依从性，影响患者的心态，从而影响医患关系。医生不仅需要利用专业知识和技能帮助患者减轻甚至摆脱疾病带来的痛苦，还有责任在患者对疾病充满疑惑和恐惧时，秉承以人为本的理念，为患者答疑解惑。在叙事医学的框架下，医生可以利用自己叙事能力，平等待人，弥合医患之间的落差。下面谈一下对利用叙事医学弥合医患之间上述4个落差的思考。

对病因的认识。患者和医生都想知道病因。但患者的思考往往是感性的，可能以自我的主观猜想来解读病因；医生的思考往往是理性的，会根据专业的标准做出科学的分析。这样，在对病因的认识上，医患之间有了落差。我刚任临床医生的时候，与患者交代病情，总是以一丝不苟的科学态度，把病因分析得头头是道，可是患者看上去仍旧一头雾水，甚至深陷在自己对病因的错误理解中。在临床实践中，如果医患对病因的认知不能达成一致，有时会很麻烦，因为这样患者很难形成良好的依从性，换言之，就是患者不信任医生的治疗方案，因此很难遵医嘱。

叙事医学致力于让科学放下身段，让非医学专业的患者也能听懂与自己相关的专业话题。医生要知道患者考虑病因时可能有自己的理解，所以医生要站在患者的角度，用患者能接受的语言帮患者梳理病因。当然，叙事医学不是让医生放弃医学的科学属性，许多时候医生要具备把复杂问题讲得简单化、把简单问题讲得通俗易懂的能力。

对疾病的境遇。一直以来，医学院对医学生的培养模式更注重疾病。医学院都会开设解剖学、病理学、生理学、免疫学、传染病学、内科学、外科学等课程。于是，医生见到患者的时候，可能对人“视而不见”，但对病了解得一清二楚。因此，在诊室里，人们可能看到医生低着头一边问病史，一边开具各种化验单；盯着电脑屏幕上呈现的片子、化验报告，给患者下诊断。在很多医生看来，只有剔除感性干扰，才能看到疾病的真实性，不会偏离科学。科学让疾病变得单一化、简单化，变得与人隔绝。医生在某种意义上成为了研究疾病的科学家。

而患者应该不会认为疾病是那么理性而冰冷的。在患者眼里，人是第一位的，躯体痛苦、精神折磨都是患者个人的亲身感受。大多数患者不会试图了解药物在体内的代谢途径等专业知识，但希望医生关心、安慰、守护他们。

叙事医学给了医生从整体角度审视疾病的机会。医生如果跨过人，只关注疾病，那么他的治疗可能是缺乏温度的。韩启德院士在《医学的温度》这本书中提道：“医生面对的不仅仅是疾病，更是有思想、有情感的人，医学是人类情感和人性的表达，目的在于维系人类自身的价值和保护自身的生产能力。任何时候、任何情况下，我们都不能忘记医学的初心。”

对死亡的态度。人注定都要死亡，医院无疑是离死亡最近的场所。我工作的急诊科，几乎每天都要面对死亡的发生。一般来讲，在医生眼中人一旦得病，就被迫搭上了通往死亡的列车。有的患者经过医生恰当的治疗可以中途下车。但老年多器官功能衰竭的患者、疾病终末期的患者，医生往往无法治好，即使拼命挽救，最后患者还是难免因病死亡。

患者对待死亡往往就没有那么潇洒了。患者之所以怕得病，除了因为得病会带来痛苦外，还因为得病会带来死亡的威胁。死亡教育目前是普遍缺乏的，所以大多数人缺少对死亡的心理准备。疾病对生理功能的影响，以及死亡威胁带来的巨大压力，往往会让患者失去自我。此时，孤独、恐惧、脆弱、焦躁就成了患者面对死亡的状态。

叙事医学倡导医生通过文学作品的阅读，理解受到死亡威胁时的患者的心理，倡导医生有针对性地帮助患者平复对死亡的焦虑。《面对死亡的人》一书写道："临终是自然的东西，不应该把它悲剧化：死亡是自然的，那么，我们为什么要费尽心机摆脱自然，生活在自然之外呢？" 心理学家欧文·亚隆在《直视骄阳》一书中谈到如何科学、理性地面对死亡："我坚信我们应该直面死亡，就像正视其他恐惧一样。我希望去领会，且真正领会人类的处境——我们的有限性，我们短暂的生命之光——品味每个独一无二的当下，享受全然的喜悦，也由此培育我们对自身，乃至对全人类的悲悯之心。"

对患病带来的羞耻、自责和恐惧。诊断、治病是医生的工作内容，医生要了解患者的各种信息，可能还要对患者进行身体检查。有的患者比较敏感，可能对某些信息难以启齿，特别是医生在给异性患者看病时，如问及或检查患者的隐私部位，患者难免会有些难为情。患者如实说出病史是医生诊断、治病的重要条件，当然，大多数患者也深知其道理，会尽量配合医生说清楚病史。

但生病给患者带来了很多负面感受，尤其是得了性病等疾病，患者往往会有羞耻感；如果检查出肿瘤，患者往往会很害怕；而慢性病患者暂时没有生命危险，但往往会有自责感，因为很多慢性病，如糖尿病、痛风等，与患者生活不规律、饮食习惯不好等有关。所以，医生要理解患者可能存在羞耻、自责和恐惧的心理。医生如果忽略了这一点，也会影响医患之间的关系。

学习、践行叙事医学会提高医生倾听患者故事的能力，倾听是集中精力认真地听。在与患者对话时，医生倾听是对患者的尊重，也是对患者的鼓励——鼓励患者说出与疾病有关的一切信息。倾听需要眼睛参与，眼睛是心灵的窗户，患者从医生的眼睛能看出医生的情绪。要想让患者放下心理包袱，说出困惑和疾病带来的负面情绪，医生需要释放自己的真诚和善良。丽塔・卡伦说："接受患者的故事能调动我们内心深处的东西，改变我们，使我们与患者站在疾病的起点上，谦逊地认识患者并理解患者必须做的事情的重要性。"

在整个医疗行为中，主动权掌握在医生手里。面对医患之间的落差，医生必须先主动了解。医患之间的落差弥合得越快，医生就越容易赢得患者的好感。虽然叙事医学不是无所不能的，但医生如果按叙事医学的要求，考虑人性的需求多一些，多为患者的处境着想，我想医患关系会更和谐。

18

如何做好叙事医学的细读和反思

学好叙事医学需要两种能力：细读和反思。在丽塔·卡伦看来，细读是叙事医学的标志性方法。因为经过细读训练的医生和医学生往往能够包容临床工作中不确定性、模糊性和多种解释的可能性，拥有专注而细致地阅读复杂文本的能力，拥有深刻的理解力来阅读或倾听患者的叙述。反思以经验为起点，通过审视内在体验和探索所关注问题，完成自我意义的创造和澄清，最终观念发生变化。在叙事医学中，反思的具体实践就是平行病历的书写。我接触叙事医学之前也读过一些书；对临床上发生的事，也有一些思考。但接触了叙事医学后，我才对细读和反思在临床中的现实意义有了更深刻的理解。细读可以帮助医生挖掘患者的故事，理解和欣赏不同患者间细微的差别。反思不仅是思考临床行为的对与错，还是解释患者的故事，由此与患者共情、互动。那么一名临床医生如何在繁忙的医疗工作中，提高叙事医学的这两种能力？下面谈一下我粗浅的看法。

细读。我原本不是一名文学爱好者，所以从小到大读过的文学类图书寥寥无几。虽然医学专业书看了不少，但不管在文风还是内容上，文学类图书和医学专业书都存在巨大差别。这些年，我对医学有了与以往不同的感悟：从之前的以疾病为中心，转变为现在的以人为中心。医学属于人学，而人学关注人的心理层面，追寻生命的意义，以人为主体。文学属于人文学科，阅读文学作品可以丰富人的想象力、提高人的判断力。医生如果能培养阅读文学作品的兴趣，并细细品读文学作品，无疑可以提高倾听患者故事的叙事素养。我阅读文学作品较少，而且每天忙于临床工作，要想在叙事医学的实践中，通过文本阅读提高对患者的共情能力，的确要花些时间，并掌握一些方法，但这不是不可能实现的。第一，发现临床中的感动。得病都是痛苦的，而面对死亡没有人不恐惧，这些是患者的共同点。可在临床中，也有患者鼓励医生在自己（患者）身上进行医生职业生涯的第一场手术、鼓励护士在自己（患者）身上进行护士职业生涯的第一次穿刺，他们无怨无悔；有的肿瘤晚期患者，在面对医疗技术的无能为力时，仍表现得无比坚强。这些都是值得感动的。人是有感情的，临床发生的这一幕幕，都足以打动医生的心，但这些需要医生去发现、感受。第二，尝试记录感动的瞬间。医生即使没有经过写作的训练，也会写下让自己感动的理由。第三，从与医学相关的经典作品读起。患者和疾病历来都是作家喜欢描写的对象，医生读这类作品更容易产生共鸣。这类作品很多，但一定要读经典，特别是医生作家写的反映医学工作的作品。第四，读文学巨匠写的读书心得，如《伍尔夫读书心得》《毛姆读书随笔》。读这类作品会激发人们对读书的兴趣。第五，摘抄经典语句。将打动自己的语句摘抄下来，充分理解其含义，并为自己所用。第六，学习一些写作的理论知识。了解文学作品的架构，掌握文学作品的写作方法，会增加对文学作品的兴趣。第七，读感兴趣的作品。毛姆把阅读作为兴趣，他认为如果他对某个作品没兴趣，那么再好的作品在他心里也是一文不值。第八，细读的效果是积累的。诊断靠经验的积累，接诊的患者越多，诊断的结论往往越准确。细读也一样。第九，带着问题选择书籍。有了一定的阅读基础，就可以有目的地选择一些自己知识盲区的书籍。比如，如果平时看死亡教育的书比较少，而医生在临床中很可能会面对患者死亡，那么关于医生如何面对死亡，可以从书本中找答案。第十，要反复地读一本书。读书不在于谁看得多、读得快，而在于从书中收获了多少。细读就是要从字里行间，理解作者表达的意义和真实的目的，包括一些隐喻的含义。

反思。医生是一个手脑并用的职业，一般大脑的使用频率要远远高于动手操作的机会。医生从见到患者的那一刻，大脑就开始不停地工作，即产生并利用临床思维。即使患者出院了，医生还可能要对病例进行讨论和分析。所以，优秀的医生一定是具有良好的临床思维的。临床思维是理性的、科学的。本文谈的反思，也来自临床，但与临床思维不一样。反思是感性的、主观的，每个人反思的侧重点各有不同。反思被视为一种通向存在、本体、自我意识、主体间性和道德判断力的叙事途径。在叙事医学中，更多的是运用书写平行病历的形式来表达医生的反思。《叙事医学》教材就平行病历表达的途径，提到了4个反思进路，包括反思职业态度、反思诊疗护理、反思共情状态、反思价值取向。不难看出，这要求医生在医疗行为中反思患者的境遇、理解他们的感受；反思自己的临床实践，宣泄负面情绪，找到工作的意义和满足感。有人说，写作是人类最能向自己和他人展示自身思想的方式。医生在平行病历的书写中，表达了思想深处的困惑、犹豫、释怀、顿悟等，这也反映了医生的成长。那是不是在叙事医学中，只有通过平行病历才能表达医生的反思呢？许多医生认为，工作任务原本就十分繁重，还要在格式化病历之外再书写平行病历，将会不堪重负。我对反思主要有以下看法。

第一，关注患者。如果医生的出发点落在患者身上，那么医生都会想到疾病、治疗会给患者的心理带来什么影响。这是反思的一种方式。第二，反思容易引起医生共鸣。仅以疾病为医疗行为的唯一目的，容易让医生产生职业倦怠。但是，反思会使医生在疾病之外关注人性的存在，有了情感的注入，医生的工作就不再单调、枯燥。第三，反思也是一种换位思考。一名医生在穿上白衣的那一刻，就应该确认面前的患者的就医需求。医生应该假设自己是患者，思考需要得到什么帮助。当然换位思考应贯穿整个就医过程，而叙事医学的反思更多的是指一个医疗行为的结束后的思考。第四，写作会让反思上升一个高度。实际上，即使不写平行病历，医生也会有所反思，只是书写会让医生关注更多细节。第五，反思是先苦后甜的过程。医生在繁忙的临床工作之外写平行病历的确不容易，但书写平行病历会给医生带来很多收获。第六，反思是提升自我的动力。医生的临床工作往往十分忙碌，医生的大部分时间和精力都消耗在了日常的工作中，对生命的意义、医学的价值、人性的关爱几乎无暇思考。反思会让医生看到自身的局限，拓宽看问题的视野，发现工作的乐趣，找到人生的价值。第七，反思不是心血来潮的产物。临床中每一个病例都是鲜活的故事，每位患者对疾病带来的躯体痛苦和精神折磨，会有自己独特的表现。因此，医生针对不同的患者会有不同的反思。

医生的反思不应该是心血来潮的产物。第八，反思需要以丰富的知识为支撑。医生如果不拓宽知识面，就难以形成深刻的反思。医生要善于学习，拓宽自己的知识面，以形成深刻的反思，从而有助于能力的提高。

践行叙事医学不能缺少细读和反思这两种能力。正如卡伦所说："我坚信（在很大程度上来源于我们的研究结果）写作赋予临床医生更丰富的同情心，让他们善于反思，给予他们勇气。在写作之前，有两个孤立的存在：医生和患者。他们都在承受痛苦，并且两个人都在经受孤独。凭借写作，医生和患者有希望联系、承认和共融。"

二 平行病历的魅力

1

叙事医学中的平行病历

大多数医生在自己会看病之前，就学会了如何写病历。病历记载了患者的发病经过，包括发病的诱因、不适的表现，以及伴随症状、既往健康情况。一份合格的病历就是一名患者的发病史料，从中可以了解患者疾病发展的过程，读出写病历的医生的临床思维，每一份病历都是日后临床研究的重要依据。虽然病历一般字数不多，也不需要文采，更多的是平铺直叙，按时间顺序书写，但在刚刚接触病历书写的时候往往会遇到不同程度的烦恼。第一个烦恼就是见了患者不知道问什么，甚至前言不搭后语，说话吞吞吐吐；第二个烦恼就是无法把问的内容和患者说的情况对应起来，不但别人看了一头雾水，甚至自己可能都看不懂；第三个烦恼就是病历千篇一律，既没有重点，也没有特点，如果张冠李戴，人们很难辨别。当然对大多数医生来说，只要努力，不乏临床思考，愿意接近患者，加上有经验的医生指导，很快就会进入写病历的良性状态。写病历是医生的一项基本功，也是鉴别医生能力的试金石。判断医生本领的高与低、医生临床思维的强与弱，应该考虑医生写病历的水平。北京协和医院有“三宝”：病案、教授、图书馆。病案就是病历，可见病历是非常重要的。

前面谈的是格式化病历，我从刚开始做医生到现在写的都是格式化病历。格式化病历遵循一定模式，不能颠倒顺序，反映的都是患者的客观主诉，不能夹杂有情感色彩的词汇，要求就事说事，不引申、不猜测、不评论。格式化病历只要求把病说清楚，医生按病历内容做出临床诊断。格式化病历的书写反映了医生的临床思维。单就疾病而言，会写格式化病历对医生够用了。可是，疾病发生在患者身上，而患者各不相同，所以同一个疾病在不同患者身上可能有不同的表现。以高血压为例，患者的年龄、饮食习惯、情绪、运动情况、睡眠质量和依从性都会影响血压的变化。所以，如果忽视了患者的生活习惯，不关注患者的情绪，治疗效果可能不会好。叙事医学强调了人不可替代的价值，强调了人具有情感和自尊。叙事医学通过对疾病的叙事化将患者、疾病、病痛的折磨联系起来，使疾病得到阐释并被赋予意义。叙事医学提倡的三要素——关注、再现、归属，就是让医生关注患者的一举一动，医生在产生感情共鸣的基础上把患者的经历进行加工并再现，急患者之所急，想患者之所想，终达到与患者共情的目的。叙事医学中的平行病历的书写无疑是使医生体验患者的痛苦，再现对患者痛苦的反思，并对患者产生共情，与患者共抗疾病的落地手段。

平行病历与格式化病历存在很大不同，其中最关键的不同在于平行病例是对人的描写，而格式化病例是对疾病的阐述。平行病历强调感情的注入，体现了医学的人文价值。格式化病历就病说病，形式单一，只谈病不说人。平行病历没有固定的格式，它以患者为出发点。格式化病历有固定的模板，不得随意改变。从主诉、现病史、既往史、个人史，无论顺序、用词，还是对症状的描述都不能主观发挥。书写平行病历仅有医学基础还不够，还要涉猎一些文学作品；光有冷静的态度还不够，还需要有丰富的情感。平行病历没有固定的规范、模式，所以书写耗时，入门的门槛高。

医学是人学，人是生病的主体，如果不关注人而只关注病，就会进入医学救治的“死胡同”。要想让医学充满温暖，医生从见到患者的那一刻起，就要开始关注患者个体。我一直写格式化病历，谈平行病历的书写可能是纸上谈兵。但我还是想谈一谈。一直以来，我认可医学是人学，临床工作中注重患者的情感，关注患者的就医体验，也在一定程度上做到了与患者共情。所以，以前虽然我一直写格式化病历，但在问诊、治疗过程中，都融入了平行病历的要素。我个人理解的平行病历应该是这样的：描述患者真实的生病体验，既包括身体症状，也包括心理压力和对疾病的困惑；既给患者谈身体不适的机会，也鼓励患者说出内心的真实感受；不仅写下患者的回答，还要尽量猜出患者话中的隐喻。写好平行病历需要有文学底蕴和哲学层面的思考，因此要读专业之外的书籍，要读经典；写平行病历不需要一气呵成，医疗工作紧急，要先救人。写格式化病历是大部分医院对医生的要求，但医生不能忽视患者的感情。平行病历是训练医生与患者共情的最直接的方法之一，它不是宣教，不是故弄玄虚。医生一旦形成写平行病历的习惯，就会自然地与患者共情。写平行病历，细节决定成败；平行病历没有固定模板，写得好坏与情商有关，与文学水平有关。经过有针对性的学习与认真的实践，这两个方面都会提高。医生要学会格式化病历的书写，也要学写平行病历。写平行病历可以改善医生的职业倦怠，因为平行病历中有鲜活的故事。故事影响人，感动人，赋予医生职业认同感、使命感；平行病历可以帮助医生发现患者对疾病的感受，这对疾病救治很有参考价值。写平行病历给了医生对临床工作进行反思的机会。在写作中，医生能更全面、深刻地认识自己，同时，医生能更好地共情患者，了解患者的处境，也使医生对自己今后将要面临疾病和死亡做了必要的心理准备。

医学不是纯科学，它有人文艺术的属性，所以医疗工作中的许多事情是仁者见仁、智者见智的。平行病历如今在我国医院还比较少见，没有得到普及，但希望有一天平行病历在医学生和医生中流行起来。《新英格兰医学杂志》上一篇题为《对丽塔·卡伦写的〈叙事医学〉的书评》一文中提道："理论认为，与患者互动是重拾医学人文的一种方式，可使医生更谦逊、更尊重患者、更能够站在患者的立场思考问题。"

2

叙事医学中的平行病历如何写?

之前，我写了一篇文章——《叙事医学中的平行病历》，表达了自己对平行病历的理解。许多医生看了这篇文章后，向我提出了两个问题：平行病历如何写？在什么时间写？医生都学过格式化病历的写作，写格式化病历有一定的规则，有固定模板，要求语言简练，不能写“大白话”；对书写时间也有严格的要求，即医生采集完病史后要尽快完成，最晚不超过采集完病史的24小时。格式化病历的内容是患者的主观表述，没有医生的所思所想和感情表达。严格意义上，格式化病历关注的是疾病本身。而平行病历就不同了，虽然还是要从疾病说起，但被赋予了人的感受、情绪和思考。平行病历写的是故事，故事的主人翁是患者，作者是医生。可以说，平行病历是格式化病历的升华版，既谈疾病，更说人，因为有感情的融入，医患之间的关系就会更温暖。在讲述中，患者的不安和烦躁减弱了；在书写中，医生的情感被调动起来了，医生的爱心被激发出来了。接受过平行病历的写作训练，医生能更容易站在患者的立场思考，更快地与患者共情。

我2018年夏天接触过两名热射病患者，在第一时间完成格式化病历的书写后，我针对这两名患者又写了疾病之外的感想。我想，这份感想就是我理解和我要写的平行病历，在这里分享给大家。

两位从外地来京打工的兄弟怎么也不会想到，平素身体还不错，但有一天，湿热的天气差点儿让他们把命丢在了北京。老张58岁。我在抢救室见到他的时候，他已经完全清醒了，他不胖不瘦的身体看上去有用不完的力气，即使我经常跑步、做器械锻炼，四肢的肌肉还是比不上老张。老张的老家是承德，近几个月一直在北京的某个工地做清扫工。收工后，老张会回到宿舍，和另外5个人挤在一间几平米的平房里。房间没有空调，只有一台小电扇，而且房间通风不好。随着气温的升高，以及湿度越来越大，老张和他的工友只有在晚上12点以后才能入睡。有一天，老张突然发热了，但第二天依然来到了工作的地方。但没多久，他就晕倒了，被工友立即送到了医院。被送到医院时，老张的体温已到了41.3摄氏度。老张是当年我院急诊科接的第一位热射病患者，热射病死亡率高，热射病患者即使能活下去，也可能留下后遗症，所以医生、护士都不敢怠慢。老张的运气还不错，上冰毯机后体温在几个小时内就降了下来，肝、肾、凝血和呼吸功能的指标尚可。经过十几个小时的抢救后，老张的意识清醒了。来诊第6天，老张在从外地赶来的女儿的陪护下，回老家了。老张的女儿心有余悸地感叹，虽然爸爸挣的工钱都用于交医药费了，但起码可以安全回家了，人活着比什么都强。

老王是我院急诊科接诊的第二位热射病患者，59岁，身材胖胖的，但还算结实，一眼就能看出是做体力活的。虽然在北京老王住的是楼房，但房间也不大，没有空调，几个人靠一台小电风扇解暑。老王有一天突然感觉身体不舒服，但第二天又去上班。等老王跌跌撞撞地走到了工友面前，偌大的身躯已经快倒了。幸好工友们把他搀扶住了，但老王已失去了意识，呼吸急促，口吐白沫。被送到我院急诊科时，老王的体温到了41.7摄氏度，血压、呼吸指标都不好。医护们因为有了救治老张的经验，所以信心满满地对老王进行抢救。我第一次见老王的时候，虽然他的体温正常了，但还是没有清醒，心率忽快忽慢，血氧饱和度也不高，同是患热射病，既然老张被救活了，老王是不是也能被救活？说句心里话，我还真没有底。我把从老家火急火燎赶来的老王的儿子叫过来，仔细地询问了老王平时的身体情况，发现除了睡觉打鼾，没其他问题。当时，老王的呼吸还很平稳，血流动力学指标也较稳定，肚子扁扁的，尿量也不少，颜色比较清亮，我想老王还有挺过来的希望。过了两天，我再看到老王的时候，发现呼吸机撤了，老王也清醒了，只是说话声音还很微弱。我俯身问他渴不渴，他说："想喝水。"我嘱咐医生停止给老王的胃肠减压，开始让老王饮水。到现在，老王已经确定脱险了。老张和老王都是不幸中的幸运儿，与"死神"擦肩而过，都活了下来。

人在贫穷的时候，可能会拿身体来换金钱。许多外来打工者从事的是体力劳动，住的是条件差的房子，吃的是只能果腹、没有营养的食物。虽然他们具有很强的忍耐力，但在这样的消耗下，身体会逐渐透支。贫穷是相对的，对物质的追求是无止境的，工作是为了生活，好好生活的前提是健康地活着。所以，活着就应该以身体健康为第一需求，而不是把对物质的追求作为内在的动力。老张和老王都被家人接回了老家，我想他们对外出打工的最深刻的体会就是，健康地活着比什么都重要。

平行病历关注人，有医患双方感情的注入，再现了医患心灵的碰撞，体现了医学的人文价值。医生因为时间紧张不必在第一时间写出平行病历，但医生要带着平行病历的思维去了解患者。平行病历是对格式化病历的补充。书写平行病历是医生能力的体现，平行病历更是修炼医生人文素养的一个有效的工具。

3

读医学生的平行病历有感

海南医学院的叙事医学课程已结束几天了。昨天，李老师把之前布置给学生们的平行病历作业发给了我。叙事医学课程共有55名医学生选修，共收上来54份平行病历，其中一名同学因故没有参加课程学习。从同学们的参与度和学习热情来看，16个学时的叙事医学课程应该达到了预期的效果，但同学们真正吸收了多少、有多少感悟和启迪，我心里也没有底。而同学们的平行病历作业能反映叙事医学课程给同学们带来的影响。下班后，我迫不及待地开始看同学们书写的平行病历。每一篇病历的字数不等，多的有1400字左右，少的有700字左右。54篇平行病历对我而言如同54篇小说，我饶有兴趣地读这些平行病历，虽然讲的都是与医疗有关的事情，但由不同的同学写出来，就是各具特色的小故事。我是一口气把这54篇平行病历读完的，我被同学们精彩的讲述所吸引，其中有情节，有反思，当然也有困惑和迷茫。有的同学把平行病历写成了跌宕起伏、耐人回味、充满情感的小说，而有的同学诚挚地表达了自己的感受，如一位同学写道："因为见习时间很短，我很遗憾没有看到刘大叔术后'满血复活'的样子。我希望刘大叔渡过这一次的难关后，更热爱生活，对自己、家人更有信心。而我也一定会尽最大的努力认真对待每一位患者，因为看到我帮助的患者康复是很开心的事。"

人在某种程度上是伴随着故事长大的，我们小时候听父母、老师讲故事；长大后，我们会给别人讲。故事给我们带来了快乐和知识，拉近了听故事的人与讲故事的人的距离，赋予了我们新的思想，打开了我们的心扉。平行病历就记录了医学中的一个个真实的故事。这也难怪同学们仅在接受了短短2～3个学时的平行病历书写培训后就很快上手，以医学生、患者或旁观者的身份描写发生在医院的一幕幕场景，有叙事，有情感，有疑惑，有评价，更有心灵感悟。"我认为生命本该多情，应常有陪伴，亲人的意义就是血缘带来一生的陪伴与爱，以后我可能会接触到很多生命的故事，我会很感激我选择的医学之路，医学之路给我带来的思考和感悟能让我更懂得珍惜生命、珍惜亲人。""虽然在某种程度上，我能靠自己跟我的抑郁、焦虑情绪对抗，但我内心深处希望别人对我表示关心。比如在不久前的活动中，即使在空调屋里我也一直冒汗，辅导员很关心我，活动结束后还问我感觉怎么样、是否焦虑，我真的十分感动。其实，我非常希望自己将来能成为一名心理医生，正是因为我自己有心理障碍，我才更容易跟患者共情，知道他们心中所想。”“走出病房后，老师说这是男孩第二次入院，因为没有得到精心养护，男孩现在伤口化脓感染。接下来的治疗方案还没有确定，但是不排除截肢的可能。这一席话让大家的心情都变得低落了，我想起男孩一脸的年少无畏以及男孩爷爷花白的头发，心里十分难过，男孩明明正值青春年少，却要遭遇如此打击，实在令人惋惜。”

医学生由于遇到的患者少，临床思维还未养成，在书写格式化病历时，不会很快得心应手。但人天生就有同情心、怜悯之心，所以，医学生在书写平行病历时不应该存在障碍。此次平行病历作业也证实了这一点：“我深知生病的痛苦，所以现在我应该认真学习，等我做医生了，就能用我所学的知识帮助患者。以后我一定要多多体谅我的患者，关心他们、尊重他们，尽可能地减少他们的痛苦和担心。”“通过这件事，我明白了每名患者背后都可能有一段触动心灵的故事，可是作为医务工作者的我们往往没有去了解。医院快节奏的工作使我们缺失了应有的温度。此时，我才有时间去理解护理中的陪伴、共情的意义。虽然我还存在许多不足，工作做得也并不到位，但这次经历都会了我如何与患者进行共同交流，更让我学会了如何以一种谦卑、敬畏的态度来面对生命。希望我之后能够有所进步，尽自己的力量做好临床工作，像一根蜡烛那样，尽管渺小，但能散发出光芒，为世界增添一份温暖。我希望自己可以成为一名善良的医生、一个孝顺的孩子。”

格式化病历锻炼了医生的临床思维，平行病历帮助医生产生更多的人性思考。医学生的入门门槛包括仁爱之心，医学生在学习阶段对疾病的认识可能并不全面、深刻，操作技能尚有欠缺，但这些可以在今后的临床实践中去弥补、提升。但医学生一旦失去了骨子里的仁爱，即使有多么高的智商、拥有如何高超的技术，也难以成为一名好医生。平行病历的书写给医学生提供了提升自身心灵修养和培养与患者共情能力的途径。“这次经历很平淡，没有什么激动人心的时刻，但这次经历也很特别，不像平时医生看诊那样面对面地向患者询问情况。最特别的是这位和蔼可亲、积极乐观的老人。我换个角度想，有的人生来就乐观，有的人生来就容易消极。作为医生，我们如何让患者尽可能地保持像那位老人一样的心态呢？我想，如果我们做到了这点，很多问题就迎刃而解了。”“这件事仿佛电视剧里的情节，抑或一场生活的玩笑，但它的的确确就发生在我的眼前，我不禁觉得，作为一名医生，我们能做的大概只有冰山一角，而要真正做到帮助人们脱离苦海，光靠医疗的力量是远远不够的，但我能做的，也必须做的，就是在我的领域竭尽全力地帮助大家！”在54份平行病历中类似的话还有很多，不难看出同学们在平行病历的书写中，情感被调动了起来，爱心被激发了出来。平行病历的书写训练可以使医学生更容易站在患者的立场思考，更快地走进与患者共情的角色。

医学是人学，医学不是疾病、药物、手术的代名词，它还包括伦理、哲学、道德、艺术等。因此，对医学生的培养如果只局限在疾病层面，将会弱化医学生的同情心、怜悯心，当他们成为医生后，他们将难以与被疾病折磨的患者共情。这54份平行病历让我欣喜地发现，医学生们对医学事业的崇高性没有质疑，对努力捍卫医学事业崇高性的努力没有减少。“通过这件事，我也学习到了，在今后的工作中，不仅要培养自己的技能，更不能忽略自己的医德，要站在患者的角度，想一想患者需要什么，体会患者的感受。”“作为一名医学生，终有一天会步入临床实践中，我希望我以后对待患者能够像对待我的家人一样，尽可能地让他们感受到温暖。”“当患者的遗体被运出ICU时，我看到了所有的医生和护士同时起立，目送患者离去。当ICU的大门沉重地关上时，他们仍然不愿意离开……ICU的见习给我上了生动的一课：一名没有感情的医生，无法成为一名合格的医生。因为患者是完完整整的人，他们是有感情的，他们需要感情的寄托，所以我们只有用感情对待他们，才能走到他们心里，让他们感觉到我们对他们的良苦用心与尊重。”

目前，我接触叙事医学这个理念不到半年，这半年中，无论是亲身聆听叙事医学的发起者——丽塔·卡伦的演讲，还是与海南医学院的同学们共同完成叙事医学这门课程，令我感受最深的就是医学中的“情”。无论是患者、医生，还是患者家属，如果失去了情感，也就没有了温度。我相信没人愿意面对冰冷的世界。平行病历的书写培养了医学生的情感，增强了医学生关爱患者的意识。所以，在医学生中开展平行病历的书写训练是一个不错的选择。

4

医学的奇迹建立在不放弃和信任的基础之上

写这位患者并不是为了展示我的能力有多么强，面对疾病，谁都没有绝对的胜算，正如张孝骞说：“患者以生命相托，我们如何不‘如临深渊，如履薄冰’？”。这位患者（本文中称为他）63岁，和我是同一个年代出生的人。

他性格比较内向，不善于表达，心地善良，可有时候也会遇到许多不如意的事情。久而久之，借酒消愁便成了他生活的一部分。三周之前，不知什么原因，他中断了喝酒，之后出现了言语混乱、肢体震颤、间断谵妄，这是酒精戒断的症状。他的家人急忙把他送到医院接受治疗，其间他出现了呼吸衰竭，医生对他进行了气管插管。在酒精戒断治疗初期，躯体疾病又出现了，于是他被转到了急诊科。

患者出现了意识障碍，不听人指挥，也就是谵妄。精神疾病合并躯体疾病对患者来说不是好兆头，两类疾病互相影响，在治疗上互相干预，而且脏器功能出现了衰竭征兆，这对医生是很大的挑战。

虽然医护人员为他注射了镇静剂，但他有时还会躁动。关键是，人总身处在镇静状态，脱机拔管也是一个问题，营养状况也很难管理，时间一久，上机的并发症就会出现，到时可能导致本身的病没治好，还出现了致命的并发症。可一旦拔管，这类患者发生误吸的危险就会增加。拔与不拔，早拔与晚拔，成了摆在医生面前的难题。如果患者只是患躯体病，我们考虑呼吸衰竭与疾病本身就够了，有相对比较成熟的拔管指征和标准可参考。可患者如果是精神疾病合并躯体疾病，那么拔管指征和标准都失去了参考意义。医生要救人，但胜算未知，这时唯有医患共担风险这一条路了。

我们找来了他的儿子。他的儿子虽然年轻，但不失成熟。他离异后，他的儿子一直跟着母亲生活，但对父亲的责任没有忘记。他儿子的态度就是不惜一切代价，全力以赴救治父亲。当然，他儿子也表达了对医生的充分信任，表示愿意支持医生做出的医疗决定，愿意与医生共担风险。我们与他儿子的谈话非常顺利，最终，拔管顺利进行。

有一天，我在病房见到了他80多岁的母亲，她是一位退休民警，清瘦，干练，说话有条理，可以想象当年她是何等英姿飒爽。她一边抚摩着儿子的手，一边回过头来跟我说起她儿子的故事，最后她带着恳求的目光说："希望你们不遗余力把我儿子治好。"此时，我不禁想起了那句"世上只有妈妈好"。

天有不测风云，临床中的瞬息万变往往不在医疗掌控之下。他的病情发生了变化，医生对他进行了第二次气管插管。酒精戒断症状还在持续，高热症状未能得到缓解，不知是感染还是与精神疾病有关，抗生素换了一轮又一轮，肠功能紊乱，营养恶化……种种迹象都说明情况不容乐观。我之前对他刚刚产生的一丝信心和希望又瞬间破灭。根据既往救治类似的患者的经验，我有了凶多吉少的预感。我再次把他的儿子找来，将我的考虑如实说出。他的儿子再次表现出难得的成熟，叮嘱我们不要把不好的消息告诉奶奶，一切后果他来承担。他同意父亲接受自费几千元的高通量测序检查，他表示只要是医生认为需要用的药，都可以先使用。一旦该用的办法用了，但仍不能挽救他父亲的生命，他也不会怪罪医生。

关于医学的不确定性，大家有目共睹，医生知道，患者清楚，患者家属也明白。我认为，身体的劳累不是医生对职业产生困惑的最大理由；医生的无奈更多来自医学的局限性，以及患者及其家属的不理解、不合作。治病需要时间，也需要患者及患者家属的耐心配合和理解。在医生眼里，患者的信任非常重要，信任可以让医生进行理性的思考，也可以让医生在不确定的医治过程中放手一搏。几十年的医疗实践经验，让我产生了这一结论：凡是被患者和患者家属充分信任和积极配合的救治，即使疾病再复杂，治疗再困难，成功的概率也高；反之，如果患者和患者家属不配合，那么即使不算疑难的疾病也更可能在小河沟里翻船。

虽然他是不幸的，年纪不是很大，就患上了令其命悬一线的疾病，但他又是幸运的，既有一位慈祥的、爱他的母亲，又有一个明事理、敢承担和知报恩的儿子。由于他的家属对急诊医务人员很信任，在治疗过程中始终配合，在急诊医护人员的精心治疗和护理下，他的病情有了转机：酒精戒断症状得到了缓解，谵妄、躁动症状得到了控制，体温也降了下来，肠功能也慢慢恢复了。随后，我们对他进行了第二次气管插管的拔出。

入院两周后，患者第一次可以较清楚地回答我的问题，虽然他说话还不流畅，饮食还没恢复正常，有时还会开小差，但又让我有了治好他的信心。终于，他的病情没有反复，摘掉了鼻饲管后也可以经嘴进食了，他见到我后还能聊上几句，四肢的肌力达到了4级，一天能睡4小时左右。

患者将于两天后出院。一个月的时间，对有些人来说平平淡淡，而对有些人而言却永生难忘；一个月的时间，相对于几十年的人生不算长，但对危重患者而言却很漫长。

奇迹是小概率事件，谁身上会出现奇迹，人们说了不算。各行各业都会出现奇迹，只是医疗行业的奇迹格外不同寻常，因为生命只有一次，每一个人都渴望活着，每一条生命都值得被尊重。所以，那些在死亡边缘挣扎过、最终能活下去的人，在我眼里都是令人震憾的奇迹。

奇迹不经常发生，医疗的奇迹也不例外。生命是脆弱的，不容许人拿生命做赌注；生命又是顽强的，只要不放弃就是给了生命一线生机。当然，在医学领域创造奇迹，除了医务人员的坚守、精益求精的技术，更少不了来自患者及患者家属的信任。

5

总让我感动的患者之二

在与一位患者有了第二次接触后，我对她有了新的认识，产生了不一样的感动。在了解她的故事后，我立刻有了再次记录她的故事的冲动。

她是一位40岁的患者，我在几天前见到她是因为她肺癌转移、血液高凝、呼吸困难而被送进医院，医生怀疑她肺栓塞。在与患者不到半个小时的接触中，我感受到了她对疾病的淡定，对生命的豁达，对痛苦的忍耐，对医务人员的信任，这些给我留下了深刻的印象。于是，我当天写下随笔——《总让我感动的患者》。

两天后我得知，她经肺血管增强CT检查，被确诊为肺栓塞，并被转到了呼吸科监护室。实际上，在第一天听完她的故事，我就对她多了一份关注和牵挂。忙完手中的工作后，我抽出时间到呼吸科监护室看望她。

她单独住在一个房间，硕大的玻璃窗让病房光线十足，暖意融融。她当天穿了一件红色的秋衣，使以白色为基调的监护室平添了亮丽的色彩。她见我来了，忙起身打招呼，虽然显得有些惊讶，但脸上依然流露出我第一次见到她时的标志性微笑。我问她这两天在病房的情况，她说呼吸困难的症状好了一些，但吃饭不多，估计与肿瘤转移到胃有关，并且胸骨、肋骨的疼痛，癌性发热也都影响胃口。

在急诊科第一次见到她时因为要判断她是否患肺栓塞，有些病史的内容问得不太详细。这次我唠家常似的把她发病的情况又了解了一番。3年前，她在怀孕8个月时出现了头疼症状，因为当时症状不是很严重，她就没在意。生完孩子后，她头疼加重。起初她和医生都没意识到病情的严重性，当之后连走路都费劲时，她才做了各种检查。检查结果为脑膜转移瘤、脑积水，医生不得已对她做了鞘内注射、脑脊液引流。术后又引发了中枢系统感染，差点儿要了她的命。头疼的症状得以控制后，医生又开始处理她肺部的原发病灶。经过10余次的化疗，她的癌症终于得到了一定控制。但化疗引起的反应，全身多处转移的疼痛，还是让她受了不少罪。

虽然她说得轻描淡写，好像这些事是很久之前发生的，但我却听得战战兢兢。作为医生，我知道任何病理的不适都不会让人有愉悦的感受，即便是生理上的难受，如跑步后的乳酸堆积，也不是一个好的体验，更何况她遭遇的是癌性痛，是肺血管堵塞后氧气不能进入体内的呼吸困难，是化疗后频繁呕吐带来的进食困难。可以说每个症状带的痛苦都超出了一般人的承受范围，3年来她过得难不难，只有她自己最清楚。

表情往往反映了心情。她报以我微笑，说明她的内心是敞亮的，有了敞亮的内心，也就遮蔽了疾病带来的痛苦。我告诉她，我把第一次见到她时她对疾病的淡定、对生死的从容写成随笔并发到了朋友圈，许多朋友为她点赞。她高兴地对我说："谢谢您又给了我与疾病斗争下去的勇气。"她的勇气早已超出了我的想象。有时候不知道人为什么而活，为了美好生活？为了名利双收？为了长命百岁？如今看来，这些在她身上都不现实，但恰恰在这种不现实中，我体验到了从未有过的感动。这种感动包含人的坚强、忍耐、包容和善良。

我知道她对我能来看她是发自内心的高兴，我也知道她看完我写的随笔是发自内心的喜悦。但她也许不知道，她不仅是让我感动的患者，也是我学习的榜样。但即使努力向她学习，我可能也克服不了在疾病面前的懦弱，在死亡面前的胆怯。

人的一生有多种活法，但最终会殊途同归。这位患者虽然年轻，可因为疾病，她在这个世界上的时间不会太长，而且她有孩子要陪伴，有父母要赡养。但她没有选择消沉，没有选择畏惧，没有选择躲避，也没有选择怨天尤人，而是每天充满希望、充满活力，用微笑面对身边每一个人。

临走的时候，我提出和她合影，她很高兴。她拿起自己的手机当镜子，整理了一下头发，调整了一下坐姿，冲着镜头摆出了象征胜利的“V”形手势。正是因为她对生活的热情与执着，让我心存敬畏，写下这篇《总让我感动的患者之二》。

6

叙医患事 共生命情

6月1日，我到宣武医院参加了由首都医科大学学生处主办的题为“叙医患事 共生命情”的演讲比赛。宣武医院是一家以神经医学见长的综合性医院。该医院的教学楼不在院内，环境很好，硬件设施也很完善。这次的演讲比赛被安排在了教学楼3楼的多功能厅。这次参加演讲比赛的选手是来自首都医科大学附属医院和教学医院的学生。经过之前的选拔，最后有15名选手进入决赛。

由于几天前我受邀作为评委参加了宣武医院演讲比赛的选拔，因此对地点、流程、评分规则都不陌生。这次比赛，除了参赛的选手，没有安排其他同学现场助威。比赛在下午4点半开始，每一位选手的演讲时间不超过8分钟。由于是比赛，同学们还是很重视的，大多数穿了正装，而且在内容的选择上、PPT的制作上、音乐的配置上都下了功夫。当然，一部分同学的确具备演讲的天赋，在语调、表情、眼神、手势和节奏方面表现得无可挑剔。在我眼里，15位选手都讲得很棒，在当前以疾病和技术教学为主的课堂学习中，同学们讲述了自己亲身经历的故事，从故事中可以感受到，选手们感同身受地理解了被疾病折磨的患者，感悟到了在医疗技术之外，医学还可以激发起一种人性的力量，也就是对患者点点滴滴的关爱。

有的同学说："我相信医学的理性、团队的合作，但是我更相信的是医患携手的力量，这种力量终会吹散乌云，迎来晴空。"有的同学在了解了患者的背景后，产生了深深的感悟："小文与小文妈妈处在一个看似和睦的家庭，却又在突然间受到了严峻的挑战。'太爱'也会成为一种负担，家庭之于患者的意义，也大致如此吧。很多神经症的病因可追溯至原生家庭，患者想要维护一个平和的假象，最后却带来更多的苦楚。但是不破不立，只有正视问题，患者才可能好起来。而我要做的，唯有多关怀、常帮助，再尽自己的绵薄之力，去治愈那些呼唤爱的心。"也有的同学看到了单纯的技术并不是医学的唯一："我不知道还有多少像雯雯这样需要关怀和沟通的患者，但是在雯雯治疗期间，风险我们一同承担，沿途的风雨我们一起面对。当医生和患者相互尊重、相互理解、相互体谅对方的难处、相互尊重对方的梦想时，感觉真好。”一位来自康复学院的同学讲到：“康复的目的不是让障碍者彻底痊愈，而是在陪伴的过程中让障碍者获得适应生活和工作环境的能力，所以人文关怀就显得格外重要。有些人不够幸运，没有得到命运足够的关怀，那我们就应将我们的爱与关怀给予他们，希望他们变得更加幸福、更加强大。”

每一位选手声情并茂的演讲，让我仿佛看到了医患之间一幕幕感人的画面。医学在同学们眼中，不再是永不妥协的进攻，也不是仅以做医学的“常胜将军”为荣耀。葛文德医生在《最好的告别》中表达了对医学以疾病为中心的无奈：“现代医学的重心很狭窄。医学专业人士更专注的是修复健康，而不是心灵的滋养。我们的命运被交托给了那些以技术见长，而不是重视和理解人类需求的人。这些人以疾病的征服者自居，把人蹂躏到生不如死的边缘，然而一切还是枉然。实际中，我们现行的医学教育不正是要把医学生培养成技术型选手吗？”

韩启德院士在《医学的温度》里谈到：“医生面对的不仅仅是疾病，更是有思想、有情感的人。医学是人类情感和人性的表达，目的在于维系人类自身的价值和保护自身的生产能力。任何时候，任何情况下，我们都不能忘记医学的初心。”所以每一位医学生都应该抽身于疾病和技术之外，反思医学的本质。叙事医学无疑对这一问题进行了最好的诠释。在《叙事医学的原则与实践》这本书里谈到：“叙事医学有潜力使日益增长渴望获利、冷漠的医疗，转向能够认识并适应个体独特性的医疗，让医疗的参与者在与患者的互动中能够有内心的力量流淌出来。”

几年前，在给海南医学院策划叙事医学公共选修课的时候，我写了一篇文章——《为什么给医学生设置叙事医学这门课？》。文章里谈到：“叙事医学弥补了医学的欠缺，丰富了医学在认知生命、痛苦、死亡方面的意义。叙事医学要求医生聆听患者的声音，感受患者的无助。通过讲故事，医生、患者的心紧紧地联系在一起。故事里有情感、有温度，这样就避免了冰冷的仪器将医生和患者在情感上隔离开。”这些年，叙事医学有了长足的发展，被更多的人认识、接受、实践。特别是叙事医学走进了不少医学院校，让一些医学生在穿上白大褂前就感受到了医学不单纯是疾病学，医学的本质是人学。

在讲叙事医学课程时，我经常会举张孝骞医生和林巧稚医生的例子。张孝骞和林巧稚德才兼备、仁心仁爱，是医生的典范。张孝骞曾经说过：“几十年的医疗实践中，我总是用‘戒、慎、恐惧’四个字要求自己。病人把生命都交给了我们，我们怎能不感到恐惧呢？怎么能不用戒骄、戒躁、谦虚谨慎的态度对待呢？……病人和医生，是战友，是同志，要善于向病人学习。”

这次，首都医科大学学生处开了一个好头，在医学生中提倡医患共叙事，共享生命情。

最后，以一名演讲同学的话作为文章的结尾：“从刚成为医学生开始，我便知道了特鲁多的那句名言：‘有时，去治愈；常常，去帮助；总是，去安慰。’如果说以前的我只是记住了这句话，那么这位患者的经历才真正使这句话印刻在我的脑海里。我更加了解到医生的职责不仅仅是治疗、治愈，更多的是帮助、安慰。在医疗过程中，医生应重在医心，医患者之心，从完整的‘人’的角度看待患者，而不仅仅注重患者身体器质性的改变。”

7

学习《叙事医学》教材，再谈平行病历

2018年，我接触叙事医学后，就当时自己对叙事医学的两个工具之一的平行病历写了3篇体会，那时《叙事医学》这本教材还没有出版。随着《叙事医学》教材的出版，加上这几年对叙事医学进一步的了解，我还想再谈一谈平行病历。写病历是医生的基本功，病历是衡量医生临床思维的一项重要依据。有时不需要接触医生本人，只看一眼其书写的病历，对医生的印象基本就形成了一个轮廓——医生的思路是否清晰，在对待患者时态度是否认真，医生的本领是否货真价实。这几年，我作为评委参加了几次医生高级职称评审工作，其中一项评审内容就是申请晋升高级职称的医生要提交5份病历，评委对5份病历先进行打分。看了病历后，与其提交的其他材料或真人一对照，就能发现病历的书写

基本反映了一位医生的真才实学。难怪北京协和医院把病历作为“三宝”之一。

当然，叙事医学提到的平行病历和每一位医生都必须书写的临床病历不是一回事。简单地讲，临床病历写的是病，平行病历写的是人。《叙事医学》教材中讲到，临床病历是风格严谨的技术文本，没有自由发挥写作风格的个性空间。而构成平行病历的基本语言不是专业术语，而是叙事语言。平行病历基于医生独自视角、独立思考、独到写作，是体现叙事者价值取向、情感世界的叙事文本。临床病历重在对疾病诊疗依据的探求、疾病过程的客观记载、治疗方案及护理计划的安排，其中指征和数据是关键。而平行病历重在充满情感的张力和价值的负荷，共情和反思是关键。可以说临床病历体现的是理性和科学，平行病历展示的是感性和人学。

一直以来，医学生的培养以理性和科学为出发点，所以在医生的眼里疾病的来龙去脉很重要。不可否认，有些疾病虽然已得到解决，但临床中有很多“来无影，去无踪”的疾病，也有用目前的科学手段不能治疗的疾病。有些疾病虽然有医学理论作为依据，也有可参照的科学方法，但治疗结果并不乐观。我相信有一天科学能帮助我们找到解决的途径，只是这一天遥遥无期，对许多人而言可望而不可即。从这一个层面来说，如果医学生的培养只是定位在科学层面的疾病上，而无视患者的喜怒哀乐，那么患者将永远不会获得好的就医感受。

叙事医学是一种以叙事能力的展现为手段的医学实践活动，写平行病历就是使叙事医学落地的重要方法。“平行”意味着记录“病”的临床病历与书写“人”的平行病历共同构成一份完整的医学文献。通过平行病历的书写，可以协调人文与技术，让医生作决策时充分考虑患者的感受，进而医患携手共同走出医学的局限，完成心灵、情感和精神上的和谐统一。平行病历可以提升医学的人文价值、体现人文共情、促进医生自觉反思、排解医患的负面情绪，最终提高医疗质量。这样看来，作为一名临床医生，除了写好临床病历，不丢失对疾病的理性和科学的思考外，还应该写好平行病历，把患者的痛苦内化为医学的人文情怀。

之前在一篇文章里，我就平行病历的书写谈了16条看法，这些看法来自与患者相处的体验。当然，每一位医生都有自己独特的临床经历，患者不同，医生的心境也会不同，所以每一位医生都会有独到的书写平行病历的心得。其实，平行病历与临床病历最大的差别就是没有绝对的条条框框，每一位书写者都可以从自己的本心出发，在书写上尽情地发挥。平行病历是感性的，是站在人的角度思考的，不管医生如何表述，最后平行病历的落脚点一定是医患共情和医学反思。

医患共情是指医生体验患者内心世界的能力。医生通过观察、倾听，虽无法亲历患者的遭遇，但可以想象将自己置身于患者的境遇中去感同身受，医生的内心被感动往往为医生帮助患者走出困顿提供了前提条件。共情是平行病历的扳机，一经扣动，医生就会被带入其中。医学反思是医生内在的、自觉的、共情基础之上的自我督查、自我检讨、自我纠偏、自我升华的思维活动。反思需要具有一定的理论修养，超越自我的高度，批判自我的心胸。所以平行病历不但培养了医生的情怀、悲悯之心，还提升了医生的格局和智慧。

临床病历写得好与不好差别太大了，虽然临床病历只写疾病，并且医生从医学生时期就开始学习写临床病历了，可总有写得不规范的医生。平行病历写病又写人，而且医生往往在执业后才开始学习写平行病历，但书写好平行病历也不是一蹴而就的。既然践行叙事医学少不了书写平行病历，每一位医生就要像当年学习写临床病历一样抱有积极的态度，因为态度决定行动。

前面谈到，平行病历没有绝对的条条框框，但它也有一个大概的结构。叙事就是讲故事，平行病历就是书写人与疾病的故事。故事要有一定的代表性、启发性，能触动人心。这并不是要求医生把所有的临床事件都写成平行病历，医生需要在临床中发掘值得书写的故事，也就是选材。选好材后，就要起一个标题。

想标题是有学问的，好的标题可以为平行病历增色。其他元素包括：时间、地点、人物、情境；冲突、转折、情节、细节；抒情、说理、共情、反思。在这里，冲突、转折是故事的精彩所在，也是需要作者格外下功夫书写的，这部分写好了，也就为共情、反思提供了铺垫。共情和反思是平行病历的核心，是考验医生人文修养和情怀的关键。

大多数人生来喜欢听故事，故事听久了往往也就有了讲故事的冲动。每个个体都是独一无二的，每一个人都有自己独特的人生故事，大胆地讲出来，也许它就会为人们带来不一样的感动。有了故事，也就有了素材。不是人人天生就是小说家，但后天的学习会使人熟能生巧。写作可以让人敏感，让人精细，让人思考，让人发现不足。特别是当医生有了写作的冲动时，可以从不同的视角观察患者，带着情感与患者互动，这不就是叙事医学价值的体现吗？

书写平行病历不一定会让医生成为作家，当然这也不是书写平行病历的目的，但书写平行病历却可以体现《叙事医学的原则与实践》一书的精神：我写作，于是世界不会向我关闭。世界不会变得更小，世界朝着开放、未来和可能的方向运行。我写作，我感到每一种人类境遇之中都蕴含着多种可能，我感到自己在其中有能力选择。我感到自由的甜蜜，我一度以为已经失去了它。我写作，于是我感到文字的精确用法如同灵药。最后，以丽塔·卡伦的话作为结束："平行病历真正的目的就是让医者懂得患者的真实遭遇，并清晰地审视自己在临床实践中的心路历程。"

8

查房也可以这样

如今，病历记载的流行病学史越来越详细，当然，这无可非议，让非传染病医院的医生有重视传染病的意识非常好。可病历中现病史写得越来越少，甚至有时只有一句话，要想从病历上了解患者的病情，基本上是不可能了。所以在查房的时候，我很少看病历，总是在病床前和患者交流，问各种问题，这样病史有了，病史之外的情况也清楚了。这样做唯一的缺点就是花费时间长，耽误干其他活的时间。但我乐在其中，患者和患者家属也感觉不错。下面是一天上午我对3位患者的查房记录。

第一位患者，59岁，与我年龄相仿，是一位妇产科医生。她有6年肺腺癌病史，发生了骨转移，一直接受化疗，口服靶向药物，最近因为颅内转移瘤接受了9次全脑放疗，其实本应还有一次，但因为身体实在承受不住，就放弃了。自接受放疗后，患者就精神萎靡、食欲差，后来因为咳痰费力及喘息，被送到了急诊科。我看到患者的时候，她戴着储氧面罩，处在嗜睡状态，我呼叫半天，她才睁了眼，但瞬间又闭上了。我在病床旁观察了一会儿，发现患者呼吸有些急促，不时会有呛咳的动作，虽然生命体征还算稳定，但直觉告诉我，患者时日不多了。守在她旁边的女儿，因为陪床而休息不好，看上去有些疲倦，一直揉着眼睛，但她仍然没有失去乐观的态度，问我能不能让患者回家，或给患者喂一些食物。

当然从患者及患者家属的角度来看，患者不到60岁，之前还能坐起来吃一点儿东西，因此她们认为希望还在。患者本身是一位医务工作者，对医疗救治的办法考虑得很多，态度也很积极。作为医生，我也能读懂患者家属的心思，毕竟医疗中也不是没有奇迹发生。既往肺腺癌失去了手术机会，存活期只有1年左右，可这位患者已活了6年。所以，现代的医学技术确实在疾病的治疗上，给患者带来了很大的想象空间。可我们还要想到，肿瘤如果得不到根治，就是一颗定时炸弹，一旦全身转移，就预示着一切治疗手段都是徒劳的。显然在了解了这位患者的治疗情况后，对医疗手段给患者的益处，我已经不心存任何希望了。我对患者的女儿说："患者回家不是不可以，因为从治疗的价值来看，此时此刻，患者在医院和在家里的结局都是一样的。如果想让患者在自己熟悉的环境里，有家人的陪伴，未偿不是一件好事。”对于临终患者，医生的关注点不在于治疗，而在于如何让患者安详地离去，尽量少留遗憾。

第二位患者是一位36岁的男士，刚做完超声检查，被送回到抢救室。我刚到他的病床旁，他就马上坐了起来，我让他躺下，他说躺着有些头晕，还不如坐着舒服，但我想他主要是出于礼貌。患者看上去斯斯文文，回答问题也是彬彬有礼。10天前，患者出现了口干、口渴的症状，但没有在意，后来又感觉头晕，全身无力，因此去医院门诊看病。化验结果显示，白细胞20×10^9/L以上，血糖20 mmol/L以上，肝功能也存在异常。于是，门诊医生就让患者赶紧到急诊科看一下。急诊医生为患者加做了腹部CT、血气分析、尿常规等检查项目。检查结果出来后，患者因糖尿病酮症酸中毒、不排除肝脓肿被送到了抢救室。

我摸了摸患者的皮肤，发现他还是有些发热，但患者精神状况良好。患者6年前从老家来到北京，从事研发工作，加班是常态，饮食也不规律，平常也没有时间运动，基本上过着两点一线的生活。我问患者平常是否检查身体，患者说也做过检查，其中有一次血糖到了13 mmol/L，但过了一段时间再查就正常了，于是也没有在意。患者的经济压力很大，他的爱人在老家带着2个孩子，一家的生活重担都压在了患者一个人身上。患者叹了一口气，说："这次生病，把之前挣的钱都花了。我做人太不成功了，有一种负罪感。"说罢，一脸凝重。我赶紧安慰他："你凭自己的劳动挣钱，为什么要有负罪感呢？"我感觉患者的心理压力很大，而疾病只占压力源很小的部分。我接着说："你还年轻，这次的病经过治疗后你会很快好起来的。挣钱不在这一时，以后调养好身体，还可以继续工作。只要不攀比，养自己的小家是没有问题的。"患者似乎听进去了，表情也放松了一些。

医生要了解患者的所思所想，懂得他关注什么、在意什么，如果只是一门心思地治病，并不一定会给患者带来好的就医体验。

第三位患者是一位"老北京"，68岁。他主动把我叫到他的跟前，开门见山地问我："您看我的病能治好吗？"我说："您的意思是去根吗？"他说："是。"其实，我并不知道这位患者得的什么病。我仔细端详了一下患者：瘦瘦的，个子不高，坐在床上，穿了一件红秋衣，嘴唇发绀，但说话底气十足，不像一个急性缺氧的人；但他牙齿黄黄的，应该是烟熏的痕迹。此时，我对患者的诊断已经心里有数了。我问："您平时抽烟吗？"患者用力地点了点头。我又问："每天抽多少？"他说："两包。"我接着对患者说："就凭您每天抽两包烟，您的病应该去不了根。能不能戒掉？”患者立刻回答：“我都这么大年纪了，让我把几十年的习惯改掉？不行。”我换了一种说法：“如果不戒烟，病是去不了根的，但少抽一包，可以让病减轻，您就可以少来医院，怎么样？”他说：“这可以。”我说：“您患的病叫慢性支气管炎、肺气肿，都是抽烟惹的祸。以后你要少抽烟，另外要记得规律地吸气雾剂。”之后，患者高兴地跟我唠起了家常。

医生治病不能急于求成，特别是对那些依从性差的患者。如果医生态度强硬，说话不给患者留余地，患者可能会破罐子破摔。有时候退一步、缓一下，给患者一个接受的空间，医患往往就会找到彼此都能认可的点，进而结成同盟。

看病也好，查房也好，形式不重要，关键是找到了问题的症结。这里既有病的问题，也有人的问题。医生要把人当回事，人的问题不解决，病的问题也难以顺利解决。我当医生的体会是患者第一，疾病第二。

9

这位肺栓塞患者

劳动节前的急诊科患者仍不少，急危重症抢救一刻也没有停下。3天前，一位53岁的女患者，因为胸闷、活动后喘憋1周，到心内科门诊就诊。医生给患者做了超声心动图检查，结果显示，右心室增大，室壁运动异常，重度肺动脉高压，不排除肺栓塞。医生立刻把患者转到了急诊科。急诊医生第一时间给患者进行了肺动脉CT检查，证实患者两侧肺动脉主干都有血栓，所以可诊断为肺栓塞。

患者既往除了高血压，没有其他疾病；近7个月在北京做保姆，感觉也都正常；患者平时生活规律，也不存在不良嗜好。所以患者患肺栓塞的原因，从病史中找不出合理的答案。患者虽然胸闷，但生命体征比较稳定，专科医生建议给予患者抗凝治疗。

可急诊医生不这样认为，因为患者发病急，病因不清，两侧肺动脉的主干都有血栓，如果病情发展下去，等患者生命体征不稳定了再干预，恐怕就来不及了。考虑到患者体重轻，当班医生及时给患者进行了半量的溶栓治疗。2个小时后，患者感觉胸闷的症状得到了缓解。按患者的话来说："压在胸前的一块石头没有了。"

今天，我到病房拜访了这名患者。患者平躺在床上，一副轻松的表情。我介绍自己是急诊科的医生，来看看她现在的情况。我问患者是否好一些了，患者说："好多了。"我接着问："跟病前相比，有什么变化吗？""感觉差不多。"患者回答。从病的角度，我没有问出太多信息。之后我们聊得就更细了。从聊天中，我得知患者在7个月前来到北京，给一位90多岁的退休教授当保姆。按我的想法，50多岁的人陪着90多岁的人，虽有年龄的差距，但都是女性，而且教授往往是知书达礼的，二人的相处应该是和谐、轻松、愉悦的。可事实并不是这样，这位教授不喜欢动，希望保姆也尽量少动；教授每晚六点半就睡觉，希望保姆也每晚六点半开始上床休息。我问患者："平常喝水多不多？"她说不多。我问："为什么？"她说："喝水多，就要去卫生间，去卫生间就要冲马桶，教授说这样费水。所以，我平常就不敢多喝水。"我说："晚上六点半上床睡觉，睡得着吗？"她说：

“睡不着，不但睡不着，还失眠，经常凌晨一两点才能入睡。”我说：“睡不着，就会想事情，而且想的都是烦心的事。”患者附和着说：“对。”我说：“这样看来，你这7个月过得并不愉快，而且还有压力。”患者点了点头。这时患者眼眶开始湿润，不知是触及患者哪件伤心事了。

此时，患者的大女儿和小儿子都在身边。两个孩子都很孝顺，在患者治疗期间，与医生进行了很好的配合。我对患者说：“你很棒，孩子们都对你很好、很上心。”患者对我的话似乎很认可，开心地笑了，但随后又开始不断地落泪。原来患者与丈夫的感情不好，两个人已经分开一年多了。为了让她高兴起来，我问：“我们这里的医生对你是不是很好？”患者点了点头。我说：“人活着要开心，你患的这个病可能就与经常不开心有关。你看，孩子们对你好，医生也对你好，现在治疗效果也好，你要想这些开心的事。等过几天出院了，也一定要做开心的事。”患者停止了哭泣，跟我说：“我已经辞去了保姆的工作。”我说：“这说不定是一件好事呢！为了挣钱把身体搭进去，多不值得！”患者流露出微笑，也许是表示同意，也许是表示感谢。

虽然没有找到肺栓塞发生的确切原因，但我想，心理因素可能是引发患者肺栓塞的诱因。夫妻感情不好，工作也不愉快，站在这位患者的角度去看，她是很痛苦的。作为一名急诊医生，当然要从生理方面找原因；但同时也不要忽视心理因素。躯体疾病可以诱发心理疾病，心理疾病也可能引发躯体疾病。医生既要有临床思维，还要站在人的高度来解读疾病。医生不仅要与患者聊症状，还要与患者聊情绪、聊家常。这不仅是看病，还是给患者安慰，医生可通过这种方法践行叙事医学所说的同理心。

10

晨交班也是叙事医学的延伸

这天，刘耕医生做晨交班。他30多岁，已经在急诊科工作12年了。前一天，他在抢救室值夜班，这天他要把抢救室中患者的情况清楚地告诉接班的医生。十几名被抢救的患者，每个人都病情不轻，要让接班的医生在几十分钟内通过交班医生的口述，把患者的病情了解得一清二楚，接班医生一定要有清醒的大脑。至于交班医生，该说的要讲得翔实，不留任何隐患；不必说的，不要唠叨，否则会耽误接班医生早上查房的宝贵时间。当然除了说病情，交班医生还应把患者的心态、患者家属对疾病的态度交代到位。因为抢救室的患者往往有一个特点，就是病情突如其来，患者及患者家属往往缺乏准备，包括心理准备、费用准备等，所以对于治疗的期待，有的坚决，有的反复无常，还有的直接拒绝治疗。本来被送到抢救室的患者所患疾病就急、重，即使医生拼尽全力，也不能保证把病治好。患者及患者家属如果不明就里，对治疗过于干涉，就会让医生左右为难。遇到这种情况，不解决不行，否则治疗进行不下去；但解决这类问题不是技术活，而要靠医生的情商。

刘耕医生交班的这十几个病例中，有男有女；年纪大的有90多岁，年轻的只有30多岁；有精神正常的，也有来自精神病院的；有的患可以治的病，如高血压急症、糖尿病酮症酸中毒、急性胰腺炎，有的患就算治好也不会有好预后的病，如口咽癌多发转移。有用心配合的患者家属，也有无动于衷、反应冷淡的患者家属；有严格遵医嘱的患者，也有医生苦口婆心讲了半天，还是一意孤行的患者。如果交班医生说得好，接班医生就如同听故事一样，毕竟每一位患者背后都有一个鲜活的故事。刘耕医生这些年除了在工作中认认真真，兢兢业业，做事有条不紊外，这两年在叙事医学的熏陶下，还有想患者之所想、急患者之所急的整体患者观，这有助于他观察患者，提高人文修养，在实践中不忽视患者的细节，大大提高了他与患者及患者家属的共情能力。

我静静地听完刘耕医生把这十几位患者的情况详细地捋了一遍。两名不遵医嘱的患者引起了我格外的注意。交完班，我来到了抢救室，先看那不听医嘱的两位患者。他们都是男性，一位36

岁，一位54岁，在抢救室里他们算是年轻的。两位患者的床位靠得很近，此时他们都坐在病床上，精神看上去还不错。所谓“不遵医嘱”主要是患者坚决要回家。36岁的患者，有十几年的高血压病史，没有好好治疗，这次出现呼吸困难、咯血等症状才来医院就诊。症状还没有完全控制住，他就要回家。54岁的患者因为消化系统症状来就诊，后来被确诊为糖尿病酮症酸中毒、急性胰腺炎。之前该患者不知道自己有糖尿病，血糖指数很高，医生建议他把血糖控制稳定后再出院，但患者执意要去家附近的医院看。

我问36岁的患者：“好一些了吗？”他说：“还是有憋气的症状。”我又问：“为什么要回家？”他说：“我怕这个病治不好。”我说：“如果你回家，那这个病就肯定治不好了。”患者在大学查体时发现了自己有高血压，但没在意。工作后，他开始间断地看病、服药，但后来发现血压控制不好，就直接把药停了。他是一位心气高的年轻人，从事研发工作，不服输，一心想成就一番事业。工作不顺时，他也不愿意开口求人，在他的理念中，作为研发工作者，如果总是求别人，就等于告诉别人，自己是无能的。一次闪婚闪离，让他又产生了巨大的挫败感，使他感觉在外人面前很没面子。于是他常常买醉，睡眠也出现了问题。患者不断地问我：“我年纪轻轻，怎么就得了这种病呢？”我说："你的心态出问题了，你太好强了，也太好面子了。"我跟他解释了为什么不治疗高血压会导致心功能不全。我说："你很年轻，高血压是可以得到控制的，现在治疗还来得及。但是，如果你不注意，想以后再治时，医生可能就没有办法了。另外，我觉得，你目前最大的问题是心理问题，要想开一些。"他说："我怎么那么倒霉，不好的事都让我遇到了！"我说："没有一个人是一帆风顺的，你不要以为在你面前满面春风的人就比你强，你是和他24小时在一起吗？谁都有一本难念的经。"他哭了。于是，我转移了话题："还是住院，把血糖控制好吧。"我指着临床的那位54岁的患者（他2年前因为电击伤，失去了右臂，左臂也受到了很大的损伤，接受了植皮手术）说："你看看这位患者，身体即使这样，也没有像你那么悲观。"我问那位患者："是不是？"那位患者接过我的话说："身体是人最大的本钱，有了身体才可能有其他的。"36岁的患者似乎有些开窍了，对住院看似默许了。

我转过身问54岁的患者："为什么要回家？糖尿病不治了？"这位患者倒是很乐观，也不像是故意与医生过不去的人。他说："以前自己真不知道有糖尿病，平时水喝得多、尿多，我也不懂这是糖尿病的症状呀！我家住在郊区，如果只是调血糖，我去家附近的医院就行了。"看到患者不是不治了，说的话也有道理，我就踏实了，对他叮嘱了一句："从这里出院后，一定要去你家附近的医院住院。"患者说："放心吧！大风大浪都挺过来了，还能在小河沟里翻船？"我跟36岁的患者挥了挥手，又跟54岁的患者笑了笑，就离开了。

为什么说晨交班也是叙事医学的延伸呢？如果交班医生只是就事说事地交班，我查房的焦点可能只是就病说病，既没有重点，也切中不了患者的要害。我可能啰啰唆唆跟患者说了半天，但患者的问题依旧没有解决。以前看病时，我也常常与患者沟通，但沟通比较正式，而叙事看似更随意。我经常把叙事看作聊家常，医生不忐忑，患者也不易紧张。有时即使直奔主题，患者也不感觉唐突。叙事医学讲究的是医患的主体间性，即谁都是说话的主人，两者没有高低之分。大家都不用为进入各自的状态煞费苦心。在急诊科，与患者及患者家属建立一种"你眼中有我，我眼中有你"的信任关系往往有利于医疗工作的开展。

近年叙事医学逐渐走进急诊，虽然它是一门成体系的学问，但我不想赋予它那么多条条框框。每一位临床实践者对叙事医学都有各自的解读，也有各自的践行方法，但目的只有一个，即通过关注、再现，最后与患者共情。现在的患者，往往也不是只在乎治病，而不在乎感受。医生理所当然地要与时俱进，即在医疗实践中，技术与叙事医学齐头并进。在我看来，叙事医学的受益者不仅是患者，还有医护人员自身。在叙事医学的框架下，医生看问题有了新高度，为人处世更包容，精神世界日趋丰富，何乐而不为呢？

11

医生有时做不了技术的主，却可以做患者心理的主

一天，我与医生交接班时，夜班医生报告了抢救室中3名患者的情况。第一位，女性，40岁，不小心伤了踝部，造成踝关节骨折。抽血化验的结果表明，其血钾只有2 mmol/L，但没有低钾血症的临床症状。经静脉、口服补钾后，她的血钾水平仍没有明显变化。第二位，男性，65岁，在登梯子收拾房间时，不小心摔伤了胳膊，造成肱骨骨折。他的家人带他从外地驱车来我院急诊科看病，医生给他做了石膏固定。他在车里休息的时候，突感憋气、心慌，又回到了急诊科，医生检查了他的生命体征和心电图，没有发现问题。患者说：“打了石膏后，我才感觉不舒服，喘不动气。”医生把石膏拆掉后，患者的憋气症状消失了。第三位，女性，82岁，几天前患者女儿带她到云南旅行，在丽江古城

游览的时候，出现呼吸困难、抽搐。救护车拉患者去当地医院就诊，但医护人员在搬运患者时，伤到了患者的胳膊和肩部，令患者出现了肱骨远端骨折和肩关节脱位。当地医院又查出患者有脑部肿瘤及肺栓塞。患者家属在患者病情稳定后，带其坐火车回到了北京。到了北京后，患者家属带患者直奔我院急诊科，因为脑部肿瘤、肺栓塞是要命的病，所以急诊医生先让患者到神经外科看脑部肿瘤，该科医生认为问题不大，可以门诊随访；之后急诊医生检查了患者的一般状况和生命体征，认为患者只需要抗凝治疗。

交完班，我带着两名年轻医生去看患者，很想知道患者疾病之外的故事，也想听一听患者对疾病的态度，顺便帮年轻医生了解面对急性病时要关注什么。先从低血钾患者看起。该患者躺在病床上，看上去很轻松——既看不出紧张，也没有表现出难受，和常见的低血钾患者大不相同。患者一年前因为胃部不适，在家附近的医院就诊，经查血发现了低血钾，同时心电图也有问题。当时，医生建议患者去大医院就诊，可是患者去了大医院后，医生只说心电图问题不大，却没有就低血钾给出说法。血钾明显不正常往往会造成严重后果，所以，医生对血钾非常敏感。但这名患者让医生难以将其跟危及生命的低血钾症状联系在一起。我把患者的病史和日常习惯问了一个底朝天，还是没有发现引发低血钾的蛛丝马迹，因此，只能先让患者理解，暂缓手术，当务之急是明确低血钾的原因。患者听出我是为她好，对此医疗建议没有抵触，只是表示关于在哪里住院检查，还要与家人进行沟通后决定。

看着我们一堆人在低血钾患者的床边说个不停，从外地来的骨折患者的儿子有些急迫，我们刚要转身，他就把我们引到了他父亲的床前，其实他不这样做，我们要看的第二名患者也是他父亲。患者斜躺在病床上，面部有瘀青，说明患者摔得不轻。患者看上去很健壮，也许这也是患者已经65岁还要爬梯子干活的资本。此时患者憋气、心慌的症状都没有了，只有骨折部位疼痛的症状了。患者左半边身体伤痕累累，我跟他说话的时候，他被疼痛折磨得多说一句话都很费力。我很好奇，因肱骨骨折打石膏，跟憋气有什么关系呢？而且石膏拆了，憋气就消失了，这在我看来是心理因素作怪。我问患者怎么回事，患者说："我对石膏非常抵触。"我让年轻医生记录好这句话，因为患者无心脏疾病的问题，我判断患者可以接受手术。听到这个结论，患者的儿子和老伴笑了。

最后我们要看的82岁的患者，正坐在椅子上与陪护她的女儿说话。实际上，患者昨天就来了，因为骨折之外的一系列疾病和年龄原因，医生是不会轻易冒险手术的。患者虽然已82岁了，体重也不算轻，但精神很好，头脑清楚，说话利索，并要求做手术，哪怕自费。患者说："自从离开云南我就觉得呼吸越来越顺畅，现在除了骨折，已经没有其他不舒服了。如果不做手术，我残废了怎么办？如果手术出了问题，我自己承担，不赖医生。"说着，她还掉了眼泪。患者女儿赶紧安慰，说："医生都来了，他们一定会有办法。"我带着责备的语气对患者的女儿说："云南是高原，到这种地方，对一位82岁的老人来说风险是很大的。"看起来，患者的女儿早悔青了肠子，连忙说："我很后悔。"我一边说着让患者开心的话，一边跟患者女儿讲明利害关系。当然，我们要在保证医疗安全的基础上，想办法给患者争取机会。于是，我决定先把患者留下，等其他干扰手术的病稳定一些，择期为患者选择实施手术。

急诊科的医生要重视患者的真正诉求。来到患者的病床前，听一听患者的故事，医生可能会因为感动不得不为患者多考虑一些。医学技术有一定之规，但对人却不需要墨守成规。医生应具有责任感和同理心，理解并安慰患者。

12

长寿是有理由的

一天，我在诸多老年髋部骨折的患者里选了两位去查房，一位是96岁的老奶奶，一位是100岁的老爷爷。之所以选择他们，就是因为他们的年龄。我很好奇他们的生活质量如何，以及长寿是必然的还是偶然的。

这两位患者暂时住在一个病房。到了病房，我发现只有老奶奶一个人在，老爷爷去其他科室做检查了。老奶奶闭着双眼，平躺在床上，看上去有些消瘦，但给人的感觉不像缺乏营养的样子。我叫醒了老奶奶，问她感觉是否好一些了。她说："好一些了。"对于还没有接受手术的老年髋部骨折患者，所谓的好一些，应该是指疼痛缓解一些了。我从老奶奶的眼神里看出了她平素的精气神应该还不错，老奶奶也有讲话的欲望，于是我们的话匣子打开了。老人家听力不灵敏，但脑子很清楚。她住在延庆，有四儿一女，儿子都在身边，女儿在国外。老伴比她小两岁，十几年前经检查发现小脑萎缩，吃、喝、拉、撒都需要人照料。一周前的一天，吃完饭，老奶奶到厨房收拾的时候，不小心摔了一跤。她的儿子把她送到当地医院，她被诊断为髋部骨折，需要住院。老奶奶不愿接受医院烦琐的检查，要求回家。到家后，她靠吃止痛药止痛，但还是疼痛难忍，于是在家属的劝说下来到我们医院就诊。老奶奶很健谈，记忆力也不错。我问她是否一直这么瘦，她说："我年轻时就不胖，50千克左右，老了就更瘦了。虽然瘦，但我平常吃饭都正常，这么大岁数了，也没有得过慢性病，平时几乎不吃药。"虽然我们之间相差30多岁，但我没有感觉我们之间有代沟。老人家没有问我治疗的事，也没有问我手术的花费，我们说的都是家常。说到老伴的病，她也没有表现出愁苦和抱怨，语气平平静静。我的直觉告诉我，这是一位心宽的老人，是一位脾气好的老人，家庭应该是和睦的，对孩子们也是满意的。

与老奶奶聊完不久，老爷爷就回来了，此时，护工又把老奶奶接走去做检查了。老爷爷平躺在床上，微微闭着双目。对于髋部骨折患者而言，平躺是最舒服的体位，其他体位都会牵扯到大腿，导致疼痛，当然平躺久了也会难受。我慢慢走到老爷爷的床头看了看，轻轻把他唤醒。之前医生交班时告诉我，患者100岁了，等老人睁开眼，我想，他看上去也就80多岁。我先问老人家现在哪里不舒服、怎么摔的。很巧，老爷爷也是在厨房摔的。我问："是绊的还是滑的？"他也描述不出来。我看老爷爷精神状态不错，于是就开始跟他"互动"，虽然是"互动"，但其实是老爷爷的"独角戏"，后来我想插句话都难。

老爷爷是离休干部，有两儿两女，老伴走得早，但走得很安详，老爷爷的话是"睡着睡着人就没了"。这样的离世虽然安详，可对活着的人，特别是患难的夫妻而言是最不容易接受的。世界上任何事都具有两面性，死亡也是如此。还好老爷爷挺过来了。平时子女上班，一天三顿饭有两顿自己解决。说起早餐，老爷爷很兴奋："打3个鸡蛋，搅拌一下，用开水冲了，放2勺蜂蜜、一袋豆粉、一袋牛奶，此外还有点心若干，一顿就能吃掉。"我说："您这饭量可不像一位百岁老人的饭量。"听完我的话，他笑得很开心。

老爷爷平常住在一个老旧小区，小区的楼房没有安电梯。老人家住在3楼，每天都要自己上、下楼，还经常骑三轮车到地坛公园锻炼、和熟人聊天。聊到去年的生日，老人家两眼放光，侃侃而谈。那天老人家的家里很热闹，亲戚、朋友等纷纷给老人家过生日。之后他到常去的地坛公园，老相识们知道老爷子100岁了，也纷纷祝贺，还有外国人找老爷子合影，想沾沾他身上的喜气。老爷子给大家送了围巾，来表达他对大家的谢意。

他还告诉我，他订了4份报纸，每天都要了解一下国家大事。我问："天天看报纸，眼睛不费劲儿吗？"他说："不费劲儿。"看着老爷爷高兴地与我聊着点点滴滴，几乎忘记了他的年龄。这时，我把话题一转，问了一个现实的问题："您怕死吗？"老人家平静地回答："我不怕死。"老人家从不吸烟，平时会喝一点儿酒，晚上11点入睡，早晨5点起床，一日三餐按时吃。身体检查指标基本正常，不需要吃药。

医生有一个便利条件，那就是听患者聊人生苦短，这可以让医生有更多的时间思考世间最值得拥有的是什么，应该怎么活，生命的意义何在。这也是我认为做医生最有价值的地方。这天，我对这两位患者都没有给出治疗建议，这两位患者也没有问我专业问题。生病虽痛苦，但我想转移痛苦最好的办法之一，就是尽量忘记痛苦，在外人的陪伴中想想过往生活中的美好。

这两位老人如果不是因为意外跌倒发生骨折，应该还在家中自娱自乐呢。我相信长寿跟基因有一定关系，但长寿与健康的生活方式和良好的心态也是密不可分的。所以，长寿有其偶然性，更有其必然性。

13

疫情下，我和叶老师

2022年12月29日，叶老师因为新型冠状病毒肺炎（简称新冠肺炎）被送到了急诊科抢救室，她那年77岁，是我们医院血液科的医生，也是我当年的带教老师。她家就住在我们医院附近，她退休后，我在上班的路上还经常遇到她，见面后，我们喜欢聊几句。她活得很精致，人也很聪明，喜欢穿鲜艳的衣服，说话也直来直去的，甚至聊死亡的话题也不在意。她每天都要到外面遛弯儿，这也是我经常遇到她的原因。

12月29日，早上交完班，我就到抢救室去看叶老师。叶老师坐在平车上，头发有些凌乱，穿得也没有平时那么讲究，眼睛不像往常炯炯有神。一见到我，她立刻又有了精神，跟我诉说起得病的过程，边说边喘，看上去有些力不从心。我让她少说两句，但她还是没有停下来的意思，边说边拿出她的肺部CT平扫的影像让我看。影像显示肺部渗出性病变，但她身上的监护设备显示生命体征稳定，加上此时此刻她很有精神，我对她的情况还是很有把握的，于是跟她开起了玩笑。我问："如果病好了，想不想把家里的存折给我？"她说："还有dollar（美元），也给你。"我问："说话算话？"她说："没问题。"我们聊了一会儿，主要是我说得多，我基本没有谈她的病，她的注意力分散了一会儿，心情也好了不少。

收起了玩笑话，我说："您得新冠肺炎的诊断没有问题，但您此时的情况很稳定，不要担心，离死还很远，我敢保证您的存折一定是我的。一会儿把您转到留观病房，那里环境会好一些，之后再联系住院。您把医保卡给我，我让您儿子去办留观手续。"一番话后，叶老师看起来心情彻底平复了下来，说话少了，也就没有那么气促了。坦率地讲，跟叶老师说的话不全是安慰，而是对她的病很有信心。她对我还是比较信任的，看我说话底气十足，她应该也就没有那么恐慌了。后来叶老师被转到留观室，又从留观室转到病房，一切都很顺利。

在叶老师住院的第7天，我抽出时间到病房看望她。我刚进门，就看到她正坐在床边，伏在桌子上写着什么。她见到我来很高兴，话匣子一下子又打开了，这次她没有像一周前那样气喘吁吁，气色也很好。她说："医生查房时说双肺还有不少的啰音。"我说："不要在意啰音，您看您的状态与健康人有什么区别？也许病好了，啰音都还在。这个您应该知道呀！"她说："那也是。你看，我都能下地活动了。"她说着就下地走了起来。看她恢复得这么快，我真替她高兴。我说："太好了。但现在您还不能做太多的活动，要以休息为主，尽量保持体力，注意营养。牛奶喝不喝？"她说："喝牛奶闹肚子。""那就喝酸奶。""但无糖酸奶不好喝。""那就喝有糖酸奶。""对血糖不会有影响吧？""您血糖本身就不高，影响不会太大，要先保证营养。""好，听你的。"我说："既然您可以下地了，咱们就合一张影，留一个纪念。"

拍完合影，她说："我看看。"我把手机递给她，说："您看您的状态多好，多年轻！"她抿嘴一笑，没有反驳。我问："您介意不介意我把咱们的合影发到朋友圈？我可是'大V'。"她问："真的吗？"我答："开玩笑。"她也笑了。

写完这篇文章后，我去征求了叶老师的意见，我把全文念给她听。她听得很入神，听完后，她说："写得太好了，我的病又好了一半。"我说："您不介意让大家知道您得病了吧？"她回答说："有什么介意的，反正能治好。"实际上，我写这篇文章只有一个目的，就是借着叶老师这个真实的病例，让大家放弃对新冠肺炎的恐惧。我承认，新冠肺炎是新冠病毒惹的祸，可新冠肺炎的走向与人的心理状况密切相关。身体条件等相同的情况下，“心”大的人往往恢复得快，“心”小的人往往恢复得慢。还是那一句话：战术上重视它，战略上藐视它。不是不在意新冠肺炎，而是不要过分地在意新冠肺炎。

三 叙事医学与临床实践

1

再谈叙事医学对临床医生的必要性

接触“叙事医学”这个概念不到半年的时间，我就写了3篇文章来谈对叙事医学的理解，在这期间，我仍在思考：叙事医学对临床医生真的是很有必要吗？2018年9月4日，《叙事医学》杂志首发仪式在北京大学第三医院（简称北医三院）教学楼举办，韩启德院士、乔杰院士都到场谈了对叙事医学的感悟；9月26日，叙事医学被正式批准为国家卫生健康委员会“十三五”住院医师培训教材，我也有幸成为该教材的编委之一；10月11日，海南医学院教发中心正式通知我叙事医学课程成为海南医学院公共选修课，于11月开课；在刚刚结束的北医三院院庆60周年大会上，韩启德院士做了“医学的温度”主题演讲，他在演讲接近尾声的时候说：“今年我从领导岗位上退下来，已经回归北大，回归北医，回归北医三院。除了继续关心我国医药卫生事业发展，为改革建言献策外……我确定的工作目标是努力使北医三院成为我国叙事医学的发源地和领头羊。”以上这一切不得不让我再深思叙事医学。

叙事医学的发起者和倡导者丽塔·卡伦是美国的内科医生，她看病也是从问诊开始的。但问诊的内容、问诊的形式和许多医生不同。最近，我看了一篇丽塔·卡伦写的文章，文章详细记录了她接待一位患者的过程。她是这样写的：“一名主诉为背痛的36岁多米尼加男子来诊，作为他的首诊内科医生，我告诉他，我必须尽可能多地了解他的健康状况。我问他能否倾囊相告我所想了解的状况，我尽我所能不泄露一字，不记入资料，全心全意去感悟他对生命及健康的倾诉。我不仅倾听他的叙述内容，而且倾听其形式——时间历程、意向、相关次要情节、起转浮沉，他叙述的切入点以及如何用其他生活事件串联起症状。我看重叙事者的表现——他的手势、表情、身体姿势、语调。几分钟后，他停止讲述并开始哭泣。我询问他哭的原因。他说，之前从未有人让他这样做过。”从丽塔·卡伦的这篇文章里，我找不到任何华丽的辞藻，只有平铺直叙的描写，但作为医生我能理解一位没有病入膏肓的36岁男患者为什么会哭泣。那就是丽塔·卡伦对患者没有“就病说病，就病看病”，而是真正把患者作为一个活生生的、有社会性的人来看待。

人是有感情的，人是有自尊的，人需要被重视，人也需要被爱，这些需要不会随着疾病的到来而减少，反而会增加。而很多时候，医生只顾跟没有思想、没有情感的疾病拼个你死我活，而忽略了人。有人说："医生眼里只有病，没有人；只有技术，没有关爱。"我想这个人的话并不是很偏激，以病历为例，从主诉到现病史、既往史、个人史，都是以患者的症状为主线，以发病的时间为顺序，可能产生症状的原因只用三言两语带过。人的心理活动、情感需求、生活习惯、家庭背景等信息很少在病历里体现。这种固定的病历模式很难唤起医生对患者的同情，很难让医生拥有人文温度。我很同意人类学家阿瑟·克莱曼将"疾病"与"病痛"区别开的观点。他认为两者属于不同的世界，疾病属于医生的世界，而病痛属于患者的世界。前者是被观察、被记录的世界，后者是被体验、被叙述的世界；前者是寻找病因与病理指标的客观世界，后者是诉说心理活动与社会性痛苦经历的主观世界。

现代医学的技术可以缓解患者的躯体不适，但难以抚慰患者的心灵创伤。一位只会看病、不会看人的医生，只能被评为中规中矩，不能被誉为有智慧。一位只会技术、不懂关爱的医生，只能被评为有技术，不能被誉为医德高尚。医院既是生与死的角斗场，也是情与爱的排练厅。每个人的恋爱都可以编写成故事，为什么与苦相关、与死最近的经历不能成为故事呢？实际上，患者的每一次就医体验都是其人生历程的一个故事，而故事中有真情实感，会让故事变得更富有人情味。患者的故事从来不乏真情的流露。如果愿意并善于倾听讲述者的故事，对讲故事的人就是一种认可，是一种信任，是一种鼓舞。显然，在医院倾听患者讲故事的人就是医生。有了故事，病史就有了温度；有了故事，疾病与病痛就开始融合；有了故事，医患之间那堵墙就开始坍塌；有了故事，医生就有了进入患者故事的机会。所以，叙事医学就是讲故事的医学。疾病的叙事化将患者、疾病、病痛折磨联系起来，将生物学世界和生活世界联系起来，使疾病得到阐释而产生意义。

近期，我翻阅了一些有关叙事医学的文章，发现临床医生涉猎此内容的非常少，更多的是从事医学人文的研究者在做这方面的工作。在我国，也很少有医学院校设置有关叙事医学的课程，不能不说这是临床医学一个很大的欠缺。丽塔·卡伦说："当医生将叙事能力与医学实践相结合时，他就可以快速准确地解读患者试图表达的内容。具有叙事能力的医生能有效地利用临床互动的时间，从患者对患病经历的描述及其表达方式中提取所有可能的医学信息。不仅是疾病的故事，而且疾病本身也是一种叙事。

每种疾病都有其特征性的时间历程，有其必然性和偶然性，有其共性及个体差异性，存在可被理解的文本传承。叙事能力不仅为医生提供了解患者的手段，而且为医生提供了解疾病本身的新方法。”我是一名愿意与患者交流的医生，每一位患者的生活习惯，甚至患者的情绪状况都是我愿意了解的内容，有些人认为我是出于好奇心理，有些人认为我太闲，这些都是对我的误解。我之所以这么做，是因为一直以来我就认为人是一个整体，病痛只是患者的表现，不知整体，焉知局部？此外，我认为人是有情绪的，而情绪可以左右人的思维，所以，医生如果不知道患者的情绪状况，如何给患者做出客观明确的诊断？同时，与患者交流、倾听患者的诉说，是拉近医患之间心理距离最好的途径。听患者叙事能让我得到这么多，我何乐而不为呢？当然，我并不是先知先觉地对丽塔·卡伦的叙事医学理论、具体落地方法了解得那样详细，但我知道：作为一名临床医生要懂得患者的痛苦；要承受得住患者托付生命的责任；要有对饱尝疾病痛苦的人的悲悯；要知道医学的数据可能会说谎；要记住今天得病的是患者，明天患病的可能就是自己，换位思考是聪明人的做法。

由此看来，叙事医学对临床医生而言并不是那么深奥、不可预测，也不是那么复杂，更不是那么难以捉摸。我认为，叙事医学是临床医生的必修课，平行病历的书写应成为临床医生的基本功。加强对临床医生叙事能力的培养，就是培养他们站在患者的立场上，对患者感同身受，推断其所需，并反思自己照顾患者的经历的技能，帮助他们实现人文主义和专业精神的目标。叙事总是与反思联系在一起，叙事为反思奠定了基础，而临床医生会在反思中不断进步，得到提高。因此，我认为学习与实践叙事医学对每位临床医生来说都是不可或缺的。

2

我的叙事医学实践

一天，我看了3位老年患者。第一位患者，80岁，已经反复寒战、高热两周了，敏感抗生素用到了最大量，但他的体温仍不稳定。虽然患者家属看上去不急不躁，可直觉告诉我，如果我不急，那就麻烦了。几天前，我曾看过这位患者，这天再看他，他的精神状况没有恶化，饮食情况较发病前差了一些，但化验指标还可以。此时此刻，患者没有发热，患者的爱人和儿子都在，我趁着大家心情都还不错，又把患者的病史详详细细地问了一遍。

6年前，患者也有过同样的症状，去遍了北京的各大医院做检查，最后被怀疑患血液病，被收到了北京一家医院的血液科。而血液科的医生否认了血液病，患者又被转到了感染科，感染科的医生一开始也是一筹莫展，一度还怀疑患者患了伤寒，最后经影像检查，发现患者腹部有一个包块，于是患者又被转到外科做了手术。之后患者再也没有发热，直到这次。

这次患者的体温又高了起来，而且表现得和以前很相似，会不会是同一个问题导致的呢？由于患者家属也不能把当时的病情表述得很清楚，我就让患者家属抽空把患者6年前的病历找出来给我。

紧接着，我又告诉患者家属应给患者吃什么、喝多少水，甚至在量体温前，把患者的腋窝擦干，因为这样测出来的温度比较准。总之，我把我能想到的一些细节都告诉了患者家属。

大家往往对发热非常敏感，如果体温上升到发热标准，就很紧张。有的人只要不退热，就会找医生讨说法，更别说两周不退热了。我在医生生涯中唯一一次挨骂，就是因为患者家属责怪我没有让他父亲马上退热。

看到患者家属表情平静，对我没有表示反感，而且对我提出的一些方案做出了响应，我心里犹如落下一块石头，轻松了很多。看来，上次挨骂的经历给我留下了不小的阴影。

第二位患者，70岁，因抑郁症、消化道出血在我院邻近的一家精神专科医院住院。后来因出现了下肢深静脉血栓被转到了我院急诊科，不到两天，患者出现肺部感染、肺栓塞。医生给患者进行了插管上机和静脉溶栓治疗。患者的年龄不算太大，听患者家属说患者的身体之前还不错，可是到了医院后，病情急转直下，由平稳到了病危。在急诊科就怕遇到越治情况越差的患者。在一般人的眼里，进了医院，就如同进了“保险箱”。有了医生，有了药物，就不会有治不好的病，更不会出现病情恶化的情况。

听别的医生说，患者的儿子不理解，自己的父亲是一名普通的抑郁症患者，怎么会突然病危。我去看患者的时候，只有他的爱人陪在他身边，他的爱人看上去60多岁了，正趴在患者的病床旁。我轻轻叫了一下患者的爱人，她很快睁开了眼，捋了捋凌乱的头发，站起来跟我打招呼。我心里琢磨着眼前这位家属，不像是很难沟通的人。

我还是从问病史入手。原来患者有过3次较严重的抑郁发作，第一次发作是在20多岁时，住过院，也规律用过药。每次发作也没有明确的诱因，病情稳定的时候也不用吃药，生活没有异样，平时也会运动。这次抑郁发作开始时，患者没有马上住院，后来感觉症状控制不好，出现了惊恐、哆嗦、沉默寡言才到医院。住院后，患者的活动就少了许多，开始出现下肢深静脉血栓。于是，患者又从精神病专科医院转到了一家有治疗精神疾病特长的综合医院，在抗凝时患者又出现了消化道出血，最后转到了我院。我与患者爱人交流的过程很顺畅，她对我提的问题都回答得明明白白。

疾病有躯体疾病和精神疾病之分，躯体疾病除了身体的不适，还会给患者带来心理压力，所以得了躯体疾病后，根据得病的轻重，患者的心理素质，患者会有不同程度的精神紧张，精神紧张往往会放大躯体疾病的症状，时间长了就会使躯体疾病恶化。同理，有精神疾病再患上躯体疾病，就是雪上加霜，会形成恶性循环。而且，一部分精神疾病患者主诉少，医生很难了解其病史，等到医生发现问题了，患者病情可能已经很重了。

我之前治疗过不少从精神专科医院转诊的患者，我知道，同是患一种躯体疾病，一位有精神疾病史的患者和一位没有精神疾病史的患者的预后可能截然不同。有了这方面的经验，以后再遇到有精神疾病史的患者时，我一定会苦口婆心把这些道理第一时间告知患者家属。

第三位患者，76岁，三年半前发现胃肠道间质瘤，并已经转移。她接受了第一次靶向治疗后，瘤体似有缩小。但她现在对靶向药不再敏感，于是再次更换了靶向药。此次患者因出现消化道出血，肝脏受损，重度贫血，低蛋白血症，来急诊科就诊。医生给予输血、保肝治疗。见到患者时，她面容苍黄，神情淡漠，生命体征也不太稳定。患者的女儿跟我说了她母亲的就医过程，问我现在怎么办。我问她："您母亲的生活质量高吗？"她说："谈不上高，甚至感觉她挺受罪的。"我又问："您觉得对人来讲，是活的时间长重要，还是有质量地活着重要？"她说："当然是有质量地活着。"我说："您母亲现在已经谈不上有质量地活着了。她接受我的治疗，只会越来越痛苦。因为我给她输血，她的血色素就会涨上去，她就会精神一些，但她精神了，会感受到更大的痛苦。"

我接着说："医生不仅仅用药治病，还要知道什么时候不需要给患者用药了。将科学作为唯一追求目标的医生会告诉患者家属，用了药后，患者的化验数据会好转，肿瘤的范围会缩小；像我这种不把科学作为唯一追求目标的医生，会告知患者家属该放手了，让患者安心走吧。"

患者的女儿明白了我的意思。

这天的查房很有意思，对于我遇到的三名患者，我基本上没有和他们说一句话，我所有的话都是和患者家属说的。实际上，许多临床治疗决策都与患者家属密切相关，赢得了患者家属的认可，患者的治疗就算成功了一半。

工作了这么多年，我养成了一个习惯：愿意和患者聊天，也愿意跟患者家属沟通。聊天容易让人心情放松，减少人与人之间的陌生感，更容易让患者家属敞开心扉。

叙事医学给医生打开了一扇窗，就是在医学技术之外，让医生知道，人们关注情感，人们在意心情，人们需要站在对方的角度互相体谅。

3

医生眼中的叙事医学

医学模式经历了5个阶段，即原始社会的神灵主义医学模式、16世纪前的自然哲学医学模式、17世纪的机械论的医学模式、18世纪至19世纪的生物医学模式和现在的生物-心理-社会医学模式。每一种医学模式的出现，都与当时社会的生产力、文化和科技水平密切相关。在生物医学模式阶段，人类对疾病的认识有了长足的进步，科学技术有了巨大的发展，对许多以前不能解决的医学问题寻找到了解决方法。医生在疾病的救治上比以往任何时期都更有信心。慢慢地，医生从人的角度对患者的关注越来越少，而对患者的疾病的兴趣越来越大。

病是死的，人是活的，疾病的痛苦只有在活人身上才能显现出来。患者的痛苦有来自躯体的，也有来自心理的。许多时候，躯体的痛苦消失了，但心理的痛苦还存在。所以，医生如果只一味地在意疾病，就会忽视人的感受。在19世纪70年代，美国医学家恩格尔提出了生物-心理-社会医学模式，其目的就是让医学回归以人为中心，想患者之所想，急患者之所急，注重患者的心理感受以及社会对人和疾病的影响。

然而，现在许多医生仍在遵循生物医学模式时期的思维方式；医学缺乏针对性、谦卑、同理心；医生不能认识患者的困境，不能换位思考；医生不能与患者共情，缺乏仁心仁爱。医疗圈有一个热门的名词——叙事医学。总有人问我什么是叙事医学，关于这个问题，仅用三言两语解释不清。我尝试了一下：如果把叙事医学浓缩成一句话，就是“从叙事的角度，讲述疾病治疗的故事”；浓缩成一个短语，就是“由人出演的病历”；浓缩成一个词，就是“亲历”；浓缩成一个字，就是“人”。

什么是叙事医学?

叙事医学诞生于2001年，由美国哥伦比亚大学的丽塔·卡伦首次提出。丽塔·卡伦是一名医生，同时也是一名文学爱好者，在修文学专业博士课程时，她有了一个念头：医学和文学颇有渊源，为什么不能把二者结合呢？医学，在本质上是叙事的，叙事在医学知识的传播上能够起到不亚于指标、专业术语的作用。医学有普遍与特例之分，而叙事就是连接二者的桥梁。而且，语言作为临床医学中的重要工具，早在希波克拉底时期就被广泛认可，有情才会暖人心。叙事，就是回归医学本身，以情说话，带情倾听，用情看病。

具体来说，叙事医学是叙事文学与医学的结合，主要通过文学叙事来丰富医学认知生命、痛苦、死亡的意义，用叙事能力来实践医学的人文关爱，聆听被科学话语所排斥的患者的声音。简单来说，叙事医学就是讲故事，通过“讲故事”把医生、患者紧紧地联系在一起。

有人会说，医学和文学还是差别有点儿大。其实，医学天然具有叙事性，可以从以下方面体现出来：医学中的每个病例都如同一个故事，具有时间性、独特性、人物（主客体）、疾病状态（因果/偶然性）、伦理性；而这些，也是每一部小说、每一部电影都拥有的元素。小时候，我们喜欢听父母讲童话故事；长大后，我们喜欢听老师讲历史故事；成年后，我们还可能喜欢看新闻、传记。我们喜欢故事，因为故事里不仅有知识，还有情感，让我们感到不孤单，对“人类”群体有归属感。所以，在医学中融入叙事，就越过了冰冷的仪器和数字在医生和患者之间划开的鸿沟。发生在医院里的故事一定是有情感互动的。而叙事医学，就是让医生不要忘记“人”的属性，对患者病情的发生、发展和转归故事进行阐述并为之感动。

叙事医学关注的是什么?

医生有时可能感觉无法和患者沟通，医生说的患者不懂，患者说的医生不理解，使得虽然彼此说的都是同一种语言，但对话却不在一个频道上。究其原因，主要有以下四个方面。

对死亡的认知。医生通常能接受人必将死亡的现实，大多数时候对死亡持客观冷静的态度。而患者则往往充满了恐惧和无奈，不愿接受可能死亡的现实，承受了很大的心理压力，从而放大了疾病的痛苦。所以在死亡这件事上，患者很难持客观的态度。

对疾病中的境遇。有些医生擅长把复杂的事情简单化，剔除与疾病的生理因素无关的因素，没有试图理解患疾病的痛苦，这些医生的脑子里往往只有病，很少有“人”这个概念；而患者容易把简单的事情复杂化，往往希望医生了解他的情感需求和生活细节，与他感同身受。患者的眼里既有病，更有自己作为一个人的主观情感。

对病因的认识。医生对疾病的解释往往普遍适用，有病生理基础，比如是病毒、基因异常导致，还是免疫反应，在医生的眼里科学最重要；而患者只关注自身，希望医生就自己的症状做出详尽的解释，比如病因是不是受凉、劳累等，在患者看来个体最重要。

羞耻、恐惧等负面情绪。有的医生为避免尴尬，会尽量避免问患者较私密的问题，如性行为、情感问题、药物滥用情况等；而有的患者会对患某些疾病产生负罪感，陷入自责等情绪。叙事医学的三要素为关注、再现和归属。关注就是对患者除疾病之外，在情感、生活细节、心理活动方面的密切了解。医生拿出一些时间跟患者聊天，听一听患者的故事，想知道的病史就清楚了，个人史也掌握了，患者的脾气也摸透了。叙事不是浪费时间，而是可能事半功倍的效果。有了对患者方方面面的关注，就可以进入“再现”，医生被患者独一无二的故事感动，就可以在写平行病历时反思医患互动，医生往往就有了在治病之外还能给患者一些帮助的冲动。归属是叙事医学能力的升华，使“想患者之所想、急患者之所急”不再是一句口号。我认为医患关系的最高境界，就是双方能共情彼此，共同面对疾病。

关注、再现、归属能力的养成不是一蹴而就的，还需要医生学会使用两个工具——细读和反思。医生的学习不仅是医学知识本身，医学的人学属性要求医生广泛涉猎哲学、历史、文学、自然等多个学科的知识。只有这样，医生才能更好地认识生命，培养情怀，站得更高，看得更远，充分理解医生这个职业的使命感。

学习叙事医学的历程

2011年11月4日，在北京大学医学人文学院举办了我国第一个有影响力的叙事医学研讨会。在会上，韩启德院士提出，现代医学不仅要学会“找证据”，还要学会“讲故事”，要先从一部分医生开始，学习叙事医学。2018年3月31日，在宣武医院，凌锋教授主持召开了叙事医学座谈会，会上来自医学院校的人文工作者与临床医生一起，就如何在医科院校教育与医院继续教育中融入叙事医学的人文元素进行了讨论和交流。我在2018年4月开始关注叙事医学，亲历了2018年9月《叙事医学》杂志创刊；参与了2018年10月被批准为国家卫生健康委员会住院医师规范化培训教材的《叙事医学》的编写；参与筹划了2018年11月海南医学院叙事医学公共选修课的落地工作；参加了2018年11月15日的第二届北京大学医学人文国际会议，与叙事医学的创始人丽塔·卡伦一起做了“医学要面对死亡的思考”的主题发言。作为一名临床医生，我深深地意识到，在医疗实践中，不仅应关注患者的病情变化，更应积极关注患者及患者家属的心理状态及情感诉求，把患者“当人看”。

在一年多的叙事医学实践中，我体会到患者对痛苦的感受最深，医生对痛苦的场景感悟最多。患者把故事讲给医生，医生把故事讲给患者，故事让他们之间产生感情的互动，激发心灵的碰撞，进而携手奏响医患和谐的交响曲。凌锋教授眼里的叙事医学是这样的："叙事医学（是）……跨越了文学、心理学、认识论、美学和各种后现代理论的交叉学科，甚至被许多人认为是人类重新认识身体和心灵、痛苦和疾病，以及生命和死亡的、潜力巨大的新工具。"韩启德院士眼里的叙事医学是这样的："叙事医学是由具有叙事素养的医护人员，遵循叙事规律践行的医学，而叙事素养是指认识、吸收、解释疾病的能力以及易受疾病故事感动的同理心。"我眼里的叙事医学是这样的：医生如果能对临床中的每个故事细细地反思，把反思的结果带入情感，并使其成为医疗工作中的一种习惯。我想这样的医生在患者眼里一定是值得信任的医生。

叙事医学的愿景

在我看来，叙事医学不是因突发奇想产生的，它是对医学的人学属性的最好注释。医学不是纯科学，每名医生在与疾病的对决中，都没有十足的把握。医生只有把握好医学的人学属性，才有可能为患者带来最大的益处；叙事医学的落脚点一定是临床一线。因为有了患者才有了医学，没有患者在场的医学都是不完整的，所以叙事医学的主战场一定是在有患者的地方；叙事医学是弥补医学技术欠缺的最实用的工具。疾病不会轻易地退出历史舞台，即使在科技高度发达的今天，要想攻克所有疾病，也只是人的一厢情愿。所以，叙事医学是在技术之外，帮患者心安的最实用的手段；叙事医学不会昙花一现，它在医学技术之外，能展现一线医务人员的另一种能力。叙事医学的出现顺应了自然、顺应了历史、顺应了文化，也顺应了科技。从医学模式发展的脉络就可以看出，叙事医学具有强大的生命力，今后一定会茁壮成长。叙事医学培养了医生的人文情怀，促进了医生与患者之间良好的互动：叙事医学让医生可以在疾病之外，解读患者的痛苦，感悟生命的可贵和脆弱；叙事医学为医患和谐相处提供了多个层面的机会。叙事医学在技术之外给医生提供一个更高的平台，使医生从多角度、多视野、多维度体会“患者”这两个字的含义。

4

叙事医学在急诊实践中的思考

不好考证是谁把叙事医学引进了急诊医学领域，当然讨论这个问题也没有现实意义，因为叙事医学在急诊实践中的普及率并不高，许多急诊医生还不知叙事医学为何物。在我看来，叙事医学是一个不错的概念，它的价值在于，使临床医生在掌握医疗技术之外，还能从整体上关注疾病为患者带来的痛苦、恐惧，在患者与疾病的较量中，再现医生理性和情感的反思，进而更人性地看待临床医学和感知同理心的价值。

2018年，国内有了专门的叙事医学刊物，同年《叙事医学》被列为国家卫生健康委员会住院医师规范化培训教材。这些都是我国叙事医学发展的里程碑式事件，也标志着叙事医学在我国临床医学中有了一定的位置，也开启了在医学技术之外，临床医务工作者不能轻视的关乎医生修养的一项本领。

我于2018年开始关注叙事医学，工作性质决定了我作为一名急诊医生，每天都会遇到关乎生死的疾病，却不是每位急诊人都能把对生命的思考、对死亡的敬畏融入工作的分分秒秒。疾病为患者带来痛苦，疾病是死亡的前线，这些都是不可回避的事实。但我认为，真正让疾病变得可怕的，是患者心里挥之不去的纠结、胆怯、无助、羞耻和束手无策。人活着的表面意义是存在心跳和呼吸。可是人与其他动物最大的不同体现在精神和情感方面。因此，医生应该摆脱围着疾病打转的思维，明确疾病与人之间的关系。

叙事医学属于医学人文的范畴，因此，有的人把叙事医学与医学人文看作一个概念。我的理解是，医学人文是宏观的、纲领性的，在医学人性的制高点对医学的人学属性给予规范化的指导。而正像卡伦所说，叙事医学的诞生是为了在任何语言环境和任何地点，医生、护士、疗愈者、治疗师与患者相遇时使他们可以全面地认识患者并尊重他们的悲痛。卡伦把“叙事医学”定义为由叙事能力所实践的医学。叙事能力是认识、吸收、解释并被疾病的故事所感动的能力。所以，叙事医学是医学人文的实践版、精简版，借助叙事能力的培养，可以把医学人文想说、想做的事情变为现实。

这里谈的叙事不仅仅是说话而已，叙事有一整套体系，涉及不同的领域，良好的叙事能力不是一蹴而就的。叙事医学既要求医生仁心仁爱，也要求医生有良好的叙事技巧，比如：如何系统地采用他人的观点；如何在认识和尊重普遍性的同时认识和尊重特殊性；如何识别个人话语和行为的意义；作为读者和倾听者，如何与作者、叙述者或文本建立关系；如何借助自己的思想和感受实现语言的属性。当然对叙事文本内容的了解，包括框架、形式、时间、情节、意愿，以及对每一种体裁的叙事文本的解读都要花一定的精力和时间。因此，在医学技术之外，要把叙事医学做到位，并不是一件轻而易举的事。

一年多来，在叙事医学这条路上我不可谓不努力，比如：积极向《叙事医学》杂志投稿，参与编写叙事医学的教材，参与筹划叙事医学公共选修课。但许多时候，我仍然困惑于叙事医学在急诊的实践中如何能做得顺畅，突出急诊特色，被急诊人普遍接受，真正助力叙事医学成为急诊人修炼医者仁心的好帮手。

急诊医学与专科医学不同，急诊患者形形色色，既有可治的病，也有不治之症；急诊工作有时风平浪静，可更多的时候是如履薄冰，紧张而富有挑战性。在病与人的抉择上，是选病还是选人，既是一道难题，也是一道必答题。选病没有错误，有病才有了医学，医生不会看病不能被称为医生。可只关注病，那些患不治之症的患者怎么办？那些老年病的患者如何处理？选人是从大局着手，符合客观规律。可人有头脑、有感情、有思想，世上有相同的病，但没有相同的患者。医生的医学知识在与人打交道时不能包罗万象，技术虽然有用，但不是万能的。

对于叙事医学而言，急诊医学是一个好的切入点，叙事给了急诊人了解患者、读懂患者的机会，更能让医患双方在疾病的科学性上感受到疾病的人学属性。叙事从理论架构上讲，存在一些要求，乍一看让急诊医生在时间分配上有些捉襟见肘，实际上，任何要求都是为实践服务的，也就是说只要在实践中行得通，其他都可以变通。我认为，叙事医学在不同的国家、不同的医学专业可以有不同的实践方法，不一定要完全一致。医学虽然存在共性，如要针对疾病进行干预，要与死亡博弈，但急诊的工作有其特殊性，急诊人的工作风格也有其独特性，所以在叙事医学实践中，急诊人应因地制宜、“见缝插针”。急诊工作中不缺叙事的实践机会，急诊工作中缺的是急诊人对叙事的敏感、对叙事医学的应用。

如果把践行叙事医学当成急诊工作中不可或缺的态度，即使缺乏叙事的理论技巧，急诊人也会在实践中慢慢积累，渐渐由青涩走向成熟。人是感情动物，患者更需要感情呵护。急诊工作的每一天都不乏令人感动的真情实景，都不缺对生与死的思考和抉择。这些不是医学技术能左右的，也不是某个理论体系所能驾驭的。此时，需要将心比心，需要爱与被爱。不能把叙事医学理解为一门学问，叙事医学应该被视为培养医务工作者人文情怀、提升医务工作者个人品质的一项工具。

记录生命中的感动，反思感动中的收获，对每一位急诊人都不是难事。人大多有讲故事的天赋，也有写故事的能力，每一个人都有自己的故事，所以人人都是“小说家”。写叙事医学倡导的平行病历不仅是对急诊医生业务能力的锻炼，更是通过急诊医生的眼、手、脑挖掘出对生命意义的感悟。叙事医学倡导的平行病历不是额外地给急诊医生增加不必要的负担，通过书写平行病历，急诊医生会看到不一样的患者，也会发现自己的情怀。我们读故事、写故事，故事也会融入我们的意识，默默地引导着我们的行动。

我想急诊的叙事医学实践，应该从能够给医生带来思考和感动的病历开始。写的故事可长可短；使用的语言可以朴实无华，也可以华丽多彩；写的时间可以固定，也可以不固定；故事可以自己欣赏，也可以与同行和患者交流。急诊人入行有门槛，但急诊人书写生命的故事没有门槛。急诊人能治疗的疾病是有限的，但急诊人书写关于生与死的反思是无限的。急诊人对技术的追求是一个重要方面，但急诊人对仁心的追求也是重要方面。

这一年，我写了数十篇与叙事医学有关的随笔，越写越觉得在治病之外，医生不能没有人性的思考；越写越觉得连接患者与医生的纽带就是责任、情怀和同理心；越写越觉得在医生的成长中，患者给予了医生很多感动和力量；越写越觉得医学不能只是对指标的解读、专业术语的堆积和公式化的治疗。

为什么在繁忙的急诊工作中，还要不遗余力地加速叙事医学在急诊中的实践？最后，用卡伦的话回答这个问题：我们发声的正当性是什么？是因为我们目睹了痛苦和死亡，见证了穷困潦倒的患者的痛苦，见证了濒死患者的绝望和孤独。与疾病如此近距离地接触，我们每日也充满了恐惧，担心自己和所爱之人的健康；夜不能寐的日子，错过了家庭聚会，夜班的折磨——不是因为我们所付出的代价，而是因为这些经历令我们见证并理解了疾病所带来的困境，这就是我们必须发声的原因。

5

急诊中的叙事医学

我接到北京大学医学部党委宣传部韩老师的邀约，就“急诊中的叙事医学”做相关采访。韩老师给了我一个采访提纲，包括5个问题：第一，急诊科有哪些特点？这些特点导致急诊科的医患关系有何特殊性？第二，在急诊医学领域践行叙事医学有何必要性？第三，在急诊医学领域践行叙事医学是否可行？面临哪些困难？应如何解决？第四，请介绍一下当前北京积水潭医院急诊科叙事医学的开展情况。第五，请举例说明叙事医学如何改善急诊科的医患关系。这几年，我就叙事医学在急诊的实践做了一些工作，下面我就从一名急诊医生的角度来回答韩老师提出的5个问题。

急诊科有哪些特点？这些特点导致急诊科的医患关系有何特殊性？

急诊科的特点和接诊的疾病密切相关，急诊科疾病的特点如下。其一，导致系统损伤的急危重症是急诊科的主要病种，如急性心肌梗死、多发创伤、急性中毒等。其二，疾病谱广。凡是患与急、危、重相关的疾病的患者往往会第一时间来急诊科，所以急诊科的疾病五花八门。其三，有些来急诊科的患者的疾病处于早期，不确定因素多。也就说许多急症患者来看病时，其症状只是冰山一角，病情会随着时间变化而变化。其四，多种疾病合一身的患者多。特别是老年患者，往往存在多种疾病，如糖尿病、高血压、冠心病等。其五，来诊患者常以某个症状和体征为主导。患者并不知道自己得了什么病，只知道自己哪里不舒服，如呼吸困难、胸痛等。医生需要通过症状和体征来甄别疾病。其六，病情的轻重相差甚大，有的是一般感染，而有的是呼吸、心跳骤停。其七，有些疾病虽然重，如救治及时，则预后好。如急性心肌梗死、创伤性休克等。其八，终末期患者是急诊科的常客。对于各种疾病的终末期患者，医生已无法进行有效干预，他们只能留在急诊科减轻痛苦。其九，病情不稳定、疾病不确定的患者多。急危重症患者在生命体征不稳定的时候，多数情况下需要在急诊科接受救治，以稳定生命体征；当患者的疾病不明确时，需要在急诊科检查出明确的线索，才有可能转入相应专科进行进一步治疗。

正是急诊疾病的特点，决定了急诊科的医患关系有其特殊性。第一，医患彼此往往不了解，这就要求医患双方在短时间内能接受彼此。第二，突然得了急病，不管是什么病，患者除了躯体痛苦，还有心理恐惧。医生要兼顾患者的躯体和心理状况。第三，急诊患者对疾病的预期效果都比较高，包括在症状的控制上和疾病的预后上。但疾病的控制不是以患者主观意识为转移的，这需要医生花更多的时间解决医患知识的不对等问题。第四，急诊患者疑虑较多，一开始对医务人员的依从性可能不好。医生要想办法取得患者的信任。第五，急诊患者突然来医院，可能钱物准备不足，医务人员除了看病，还要尽量在这个方面为患者着想。第六，来急诊科的老年患者多，要先识别是器官衰老，还是老病急发，前者不需要治疗，后者治疗的效果不一定乐观，医生要让患者和患者家属知道医学的局限。第七，对于来急诊科的肿瘤晚期的患者来说，我认为最重要的是解决生活质量问题，而不是肿瘤的控制问题。对这类群体而言，医疗的重点是守护和陪伴。

在急诊医学领域践行叙事医学有何必要性?

前面已经谈到了急诊疾病的特点，急诊科的病很多是突如其来的，不管轻重，患者也好，患者家属也好，往往都毫无心理准备。得病是苦、是难，对受苦受难的人不应缺少同情和关爱。老年病是急诊科的重灾区，器官功能的衰退、多种疾病合一身、病情反反复复、生活不能自理，不管对患者还是对患者家属都是不小的考验。面对器官功能的老化问题，没有可以解决的现实工具。疾病终末期的患者也是急诊科的主要患者，医学技术在这些患者面前已经缴械投降，无用武之地。患者的救命稻草已不在技术，而在人心。是平静、安详地走，还是纠结、无奈地离开，可能关乎患者对自己一生的幸福感的评价。这样看来，作为一名急诊医生有技术必不可少，技术可以救人一命，技术可以解决患者躯体的痛苦。但技术的成功需要天时、地利、人和。在急诊科遇到更多的是如履薄冰的险境，更多的是技术、药物不能解决的困惑。所以，急诊医生在技术与疾病僵持阶段，或者在技术和药物失去效能的时候，要记得手里还有一张牌——叙事医学。

在急诊医学领域践行叙事医学是否可行？面临哪些困难？应如何解决?

我认为在急诊医学领域践行叙事医学可行。为什么？我归纳为以下原因。第一，急诊患者和急诊医生往往在医院第一次见面，彼此陌生，而叙事是直接拉近双方距离的最好的方式。第二，急性病来得突然，患者和患者家属都缺少准备，叙事既是问病史，也是提供心理安慰，仅三言两语难以让患者踏实，而娓娓道来往往会让患者有吃定心丸的感觉。第三，急诊医生中年富力强的医生不少，他们可能临床经验不够丰富，但好的态度是年轻医生应具备的。有耐心、和声细语、处处体贴、不放过细节，是赢得患者信任的法宝。第四，急诊患者的病情变化快，如由坏变好，则皆大欢喜，但若由好变坏，患者和患者家属往往很难接受。关于如何告知患者和患者家属坏消息，叙事医学就有了用武之地。有想患者之所想、急患者之所急的心态，就为告知坏消息打下了好的基础。第五，急诊科有许多病不可治，如器官功能衰竭、疾病终末期。是一味地强求用技术解决，还是该放手时就放手，这不仅考验急诊医生的智商，而且考验急诊医生的情商。叙事医学的学习与实践可以提高医生的情商。第六，老年患者占急诊科患者的一大部分，不少老年患者吃、喝、拉、撒、睡都不如意。针对老年患者，情商高的急诊医生一定会给予爱多一些，给予问候多一些，给予陪伴多一些，这些行为就是践行叙事医学。第七，晚期肿瘤就意味着死亡。让这类患者与死亡握手言和是明智的选择，但完成这一目标是有前提条件的，那就是爱的存在。

急诊医生给晚期肿瘤患者多一些陪伴和安慰，可能就会让患者少一分恐惧。第八，急诊科的格式化病历越来越简化，几乎被表格所代替。从急诊格式化病历解读患者的疾病变得越来越困难，当然读出患者的心理感受更无从谈起。叙事医学的平行病历是急诊医生解读疾病、反思患者的痛苦、体验患者内心的无奈和恐惧的一个非常好的手段。这不是要求急诊医生对每名急诊患者都写平行病历，而是提倡急诊医生都带着平行病历的思维观察、接触患者。第九，急诊医生往往容易职业倦怠，如果以唯疾病论处理急诊的工作，谁也逃脱不了厌倦的那一天。疾病可能大同小异，而患者是千人千面的，叙事医学让急诊医生以不同的视角看待患者，每名患者都有独一无二的故事，这也就让职业倦怠无从谈起了。

当然，急诊人在践行叙事医学的道路上也不会一帆风顺，首先，医生当初的培养模式是以疾病为中心，所以医学技术在许多急诊医生眼里是解决疾病的唯一手段，看病不看人的急诊医生还是不少；其次，急诊科工作繁忙，疾病的救治往往很急迫，因此常常影响急诊医生与患者的叙事；再次，叙事是一种能力，需要更多元的知识，包括哲学、语言学、文学、伦理学等领域的知识，所以要求医生具有更强的学习专业之外的知识的能力；最后，叙事医学的能力并没有被列入医务人员的硬性考核，与绩效、晋升都没有直接关系。以上这些都是影响叙事医学在急诊科落地的问题。

解决以上的难题需要自上而下的努力，也就是说从卫生行政主管部门到医院领导、科室负责人都要认识到叙事医学对医务人员，包括急诊医务人员的重要性。宣传机构、媒体也要积极倡导医学是人学的理念，宣传叙事医学在以患者为中心、构建和谐医患关系方面不可替代的价值。刚开始可以先从急诊科中具有较好人文素养的医务人员做起，以点带面，不搞“短平快”“一窝蜂”。通过多种形式培养急诊医务人员博览群书的习惯，使其在书本中发现经典，看到自身的短板，促使从以看病为中心转换为以患者为中心。在科室营造医学人文的氛围，通过让医务人员书写平行病历培养其反思和共情的能力。相信在不远的将来，大多数急诊医务人员会从叙事医学的学习与实践中获得对生命意义的感悟，提升人生的价值观，理解医学本身的价值不仅是治病，更是达到精神和心灵的愉悦。

请介绍一下当前北京积水潭医院急诊科叙事医学的开展情况

从2018年4月接触叙事医学起，我就开始与我院急诊科的医务人员分享叙事医学的理念。为了普及叙事医学知识，我组织了研究生和部分医生查找了叙事医学的提出者——丽塔·卡伦所撰写的所有关于叙事医学的文章，并进行翻译。在翻译的过程中，大家学习了叙事医学的理念，同时了解到叙事医学在临床实践中给医生带来的帮助。我鼓励部分医生书写平行病历，把对患者整体的关注融入临床实践的每一个细节；倡导医生站在人学的角度看待疾病的救治，利用表演小品的形式，给医护人员创造实践叙事医学的机会，使他们感悟到患者和医护人员之间如何和谐相处。

2021年是北京市医院管理中心开展人文科室建设的第4年，我院急诊科也准备在2021年申请人文科室。人文科室的建设，就有对书写平行病历的要求，所以我也把对平行病历的书写要求推广到我院急诊科。虽然刚开始大家写平行病历还有些生疏，但也从中感受到，平行病历给了医生看待患者痛苦的不同视角，提高了医生在工作中与患者共情的能力。

近几年，在我院急诊科主办的急诊学术会上，我都把叙事医学作为一个重要的话题，让科室的医务人员参与，营造科室的叙事氛围。我也写了近十万字的关于叙事医学的学习心得，准备整理成册后出版，也把它作为科室的学习手册，与大家交流。

总之，叙事医学在我院急诊科已燃起了星星之火，也被大多数医务人员接受和认可，希望有一天叙事医学能成为燎原之火在科室传播开来，使医务人员在与患者相遇时，可以全面地认识患者并尊重他们的悲痛。同时，医务人员自身也能在叙事医学的良性互动中，体验到医学的初心。

请举例说明叙事医学如何改善急诊科的医患关系

这是我院急诊科一位年轻医生写的一份以叙事医学为主导的平行病历，从这份平行病历中可以看到叙事医学在改善急诊科医患关系中的作用。

某日，我接诊了一名40多岁的男性患者，自诉胸闷4天、胸痛1小时后来诊。患者是肥胖身材，勉强能躺到检查床上，双臂有文身，戴着金链子、金表。陪同患者的是两位男士，他们的着装打扮都十分相似。他们很凶，骂骂咧咧的，还拍桌子，让医生赶快给患者治病。我心感不妙，但即使心里有一万个不情愿，作为急诊医生，治病救人是职业的要求，不能看人下菜碟。对患者检查后发现，其血压200/120 mmHg，心电图呈现出ST段抬高的现象。我问病史后得知，来诊前患者还在吃烧烤、喝酒。实际上，患者多日前已有心前区不适，但没在意，今天因为胸痛得厉害，还伴有大汗，扛不住了才来医院。我再问既往史，患者说早就患有高血压，但没吃过药，平时也不体检，工作是“看夜场”，总之，长期熬夜、抽烟、酗酒等不良嗜好患者都具备。我初步判断他符合急性冠脉综合征的诊断标准，于是赶紧交代病情。

由于患者没有直系家属陪同，我只能跟他本人交代病情，患者的两位朋友在旁听。向这种蛮横的“老炮儿”交代病情是有一定技巧的。按习惯来说，向急危重症患者交代病情时，我们倾向于比较委婉含蓄地表达，以免患者一时难以承受。但针对这名患者，由于预估其依从性不会太好，因此我采取了相反的态度，直截了当地告诉他，他患的是急性心肌梗死。如此沟通的目的是在气势上震慑住患者。作为主诊医生，要首先站在医学客观的立场上，有理有据地用专业知识让患者明白其病情的严重性。然后，还要从言语上表现出对患者的关心，耐心地对疾病的发生、发展机制做简明扼要的解释。我向患者表达了“都是平时自己‘作’出来的，但我们现在能帮助你”的意思。当然针对“老炮儿”还有很关键的一点，就是让他通知家属尽快来院。这不仅是因为需要有人为后续的一系列医疗措施签字，而且在我看来，患者的朋友很可能只是酒肉朋友，我怕会节外生枝。

第一轮沟通算是唬住了患者，当然也可能因为患者确实胸疼得厉害，自己也发怵。总之，他初期很配合，很快给妻子打了电话，他的两位朋友也一个劲儿叮嘱我“用好药”。药自然是要用的，但怎么用是有技巧的。大家都知道急性冠脉综合征的患者如无特殊禁忌，应该嚼服抗血小板及降脂药。这里要说的技巧不是药物的选择与用法、用量这种技术层面的问题，而是如何让患者服药的细节问题。首先，不用让患者家属取药，直接用抢救车的备药。这样可以体现以患者为中心的医疗关怀，也不用立即跟患者谈费用的问题（当然药费后续是要补交的）。一般来说，我们只要将药物的用法、用量告知患者就算尽到了医疗义务。但这里有一个问题，即三种药物剂量不尽相同，单片剂量与所需服用的片数也不同，患者可能很难立刻明白哪种药该吃几片。让一个剧烈胸痛的患者做数学题是不太人道的。所以，我当着患者的面分好药物，然后亲自喂药给患者。别小看这一举动，这往往能极大地拉近医患之间的距离，是医疗人文关怀的体现。而且，“老炮儿”们平时往往糙惯了，可能多年没被别人喂过东西吃，这时突然收获感动，我想药虽然是苦的，但患者的心应该是甜的。在我既唱“白脸”又唱“红脸”的软硬兼施下，患者已经同意了接受经皮冠脉介入术及住院诊治。

随着药物的使用，患者的血压趋于稳定。但顺畅的合作关系随着患者胸痛的缓解被打破了。胸痛缓解以后，患者对后续手术及住院的事又表现出了犹豫。“老炮儿”通常对手术莫名其妙地抗拒，仿佛做了手术就不再是顶天立地的汉子了。而且他们也很难接受冠心病监护治疗病房对自由的限制。这时候，患者的那两位朋友起到了负面作用，并以喝酒吃肉诱惑患者回家。对于这种“捣乱”行为，医生一定要及时制止。于是，我严厉警告两人与患者并无直系亲属关系，患者如出现意外，两人需对自己的言行负责。之后，我继续给患者做思想工作，同时等“救兵”。这个“救兵”就是患者的妻子。通常来说，“老炮儿”的另一半对“老炮儿”放飞自我的行为早就看不惯了，只是苦于其强势与倔强，即使经常吵架，结果也大多是管教失败。“老炮儿”病倒之际，其妻子虽然心急如焚，但也正好能借此管教丈夫，所以往往会跟医生形成统一战线，成为医生的有力助手。这个家庭也不例外，患者的妻子到院以后很快就明确表示一切配合治疗，果断地扼制了患者要马上出院的想法。至此，耗时约1小时，我终于将患者送入导管室，没让这位高危患者随便出院，也算是挽救了一条生命。

其实急性冠脉综合征患者通常需要多学科配合的接力式救治，不同科室都在为挽救生命付出努力，急诊科的救治通常只是流程的开端。但开端部分不仅承担了及时确诊、给予初始治疗的责任，还要尽可能建立良好的医患沟通，为后续环节的顺利进行做铺垫。作为社会上的个体，我们有独立的三观，愿意与我们认同的人产生交集。但作为医生，我们无法选择患者的“属性”，毕竟形形色色的人都会因生病来到医院，所以总会有患者不在我们的沟通“舒适区”。这时，我们应时刻提醒自己是医生，不应产生过多个人情绪，而需以救治患者为目的，必要时利用一些技巧，做到与患者有效沟通。

毕竟，我们都曾立下誓言，不会因患者的身份、地位而对其差别对待，不会将个人好恶置于医疗行为之上。我们将以专业的医疗态度，表达对人类生命的尊重。

以上就是我对韩老师提出的5个问题的看法。医学是理性和科学的，只要在科学的框架内，照章办事，一般不会出太多纰漏。但医学又是人学，涉及文化和价值观。在价值观念里融入了更多不可被测量的情感、关爱、感悟、责任和担当。叙事医学正是让现代医学在以疾病为主导的快车道上，注重以人为本，关注生命的真正价值，回归医学的初心。

6

临床沟通与叙事医学

临床医学发展到今天，技术占了主导地位，这在一定程度与西医学的理念——重数据、重科学有关。不能否认近百年来技术的进步，给疾病的诊断、治疗带来的益处是巨大的。但同时技术与共情、关爱、沟通却成了两个轨道上的车，走的不是一条路。结果是，患者在医生眼里就是疾病的代名词。如果梳理一下医学模式的发展脉络，从最早期的神灵主义医学模式，自然哲学医学模式，机械论医学模式，医学一路边探索边实践，到生物医学模式后，就进入了医学技术的高光时刻。也是在这个阶段，医生开始习惯将人与疾病分开，医生不必守在患者床前嘘寒问暖，通过药物就可以治病。

可随着医学技术发展得越来越快，无法治愈的病仍然存在，甚至可能治愈的病，治疗起来也不是那么得心应手。这终于让部分医生看到了在技术与疾病的博弈中，胜利的天平不是总向技术倾斜，而且医生一旦失去了对患者的理解，疾病的治疗也可能出现问题。在有识之士看来，疾病是长在人身上的，疾病的痛苦都是人的真实感觉。所以，恩格尔教授于1977年提出了以人为本的生物-心理-社会医学模式，呼吁让医学回归人学。

自从这个模式提出后到现在已经40多年了，虽然得到了医疗行业内外的认可，可真正的倡导者、追随者、响应者还是少数。唯技术论、唯疾病论在医疗行业依然有很多支持者。患者的病好了，但患者的就医体验不好；医生辛辛苦苦地工作，却总是被患者抱怨；医患关系紧张，医疗纠纷频发，伤医事件时有发生……在我看来，这些在很大程度上可归结于医生就病治病的理念。这个理念得不到纠正，不仅医患关系无法和谐，医生的职业生涯也可能因此出现瓶颈。

最近，我听到不同的医院几乎一致的反映，即现在许多医生缺乏沟通能力，对医学的人学属性的认知不够，职业感淡漠，成就感缺失，脑子里只有技术。这种情况无疑与在前期医学教育中过多强调所谓硬实力的教育——医学技术，而忽略了软实力的培养——临床思考、沟通能力的情况有关。而叙事医学可能是解决这一问题的有效手段。

2019年，北京协和医学院临床医学（八年制）专业开设了临床沟通与叙事医学这门课程；2020年，北京大学医学部为急诊医学专业的研究生开设了同样的课程；新冠疫情后，北京医大时代科技发展有限公司也准备上线临床沟通与叙事医学的录播课程。我想三家单位不谋而合地在临床医生培养上设置临床沟通与叙事医学类课程，说明了当今的确需要花精力在技术培训之外，补上医学教育在医生软实力方面缺失的短板。

说到临床沟通，每一位医务人员都不陌生，可在临床实践中会出现各种各样的情况。医生与患者说话就是沟通。当医生站在人学的角度看病，那么这时医生与患者的对话，不再是就事说事，医生会带着同理心和关爱，体谅患者的心情，晓之以理、动之以情。如果说临床沟通有技巧，我想，那就是在不同的场合，针对不同的患者、不同的疾病，在不同的时间点，如何沟通；知道哪些话可说，哪些话以后说或者永远不说。见什么人说什么话，在医患沟通中不是贬义的。我认为临床沟通就如同看病，如果不学就不会。沟通也不仅局限于语言，还涉及肢体动作。年轻人说话可能不够周全、老练，可年轻人不缺乏活力和热情，关爱的眼神、会心的一笑，这些都是缓解患者痛苦的良药，都是医生走进患者内心的工具。

叙事医学是这几年才被人熟知的，在我眼里它不是新兴学科，它和临床沟通有先天的联系，如果按先来后到排序，沟通是“姐姐”，叙事医学是“妹妹”，二者本是一家人。我从2018年开始接触叙事医学，向前辈们学习了不少，自己也进行了独立思考。叙事就是讲故事，也可以说是聊天，只是这里的故事是发生在医患之间的故事。它与我们平常生活中的故事不一样，医患的故事往往关乎人的痛苦与生死，所以蕴含了无常、恐惧、愤怒、渴望、关爱等，这里每一个词都会直击人的心灵。医患之间这种互动的故事，除了让彼此感动，拉近彼此的心理距离，余下的就是医生尽全力解除患者的痛苦，帮助患者获得继续生存的权利，或陪伴患者安详地走到生命的尽头。

医生如果在沟通中还没有摸索到更好的学习技巧，那么可以从叙事医学中领略医患之间的故事给心灵带来的火花。患者的故事，就是医学的主诉，既有客观内容，又有主观情感。客观内容反映疾病，主观情感反映人学。医生听故事，就是聆听，既是了解疾病，也是对患者的尊重和关注。聆听是临床沟通中最重要的一环。因此，叙事医学与临床沟通常密不可分。

20世纪初，威廉·奥斯勒就说过：“医学是一门不确定性的科学和可能性的医术。”而如今，医学技术已今非昔比，但医学还是在科学性中摇摆。例如，新冠疫情在全球的大流行，让我们看到了医学的诸多局限。我不否定医学技术的重要性，但医学更要表现出人学的纯粹性。医生这个群体应该看到人类的一切优秀品质：善良、仁慈、温柔、睿智、勤奋、坚毅、勇敢、执着、细腻、谦虚、无私，等等。而没有叙事的医学，可能无法让患者感受到医生的善良、仁慈、细腻；在沟通方面表现得乏善可陈的医生，可能无法使患者看到医生的睿智、坚毅、谦逊和无私。所以，医生在临床沟通上的精进，在叙事医学上的修炼，无疑会把自己的临床素养提升一个台阶。

沟通是旧说法，叙事是对沟通的新解读，二者有交叉，但各有侧重。医学是人学，人的与众不同，一部分体现在思想和语言上。医学如果没有了沟通和叙事，将会把医学再次推入生物医学模式的胡同。医生带着仁爱和同情，走在救治生命的路程上，随时播种，随时开花，将这一路程点缀得花香弥漫，使走过这里的患者，即使踏着荆棘，也不觉得痛苦；即使流泪，也不觉得悲凉。这就是沟通与叙事的魅力。

7

叙事医学的潜质

中国叙事医学案例与实践研修班获批成为2022年国家级继续教育项目，第一次课程以线上的形式开展，授课老师包括在国内叙事医学领域做出诸多成绩的人文工作者、医院管理者、高校教师、心理专家、临床医务人员。本次课程涵盖了叙事医学的理论、研究、实践和安定疗护等方面的话题，目的就是对叙事医学进行全方位的解读，以案例的形式，把叙事医学融入临床工作情境。

叙事医学被国内部分医务人员了解还是近几年的事情。为什么说“部分”而不是“广大”医务人员呢？这一新生事物确实还不是人人皆知，而且目前没有把叙事医学的理念转换为医务工作者临床实践的有效工具。通过学习叙事医学从人的视角看待疾病，几乎对每一位在生物医学模式下被培养出来的医生而言都存在一定困难。

叙事医学的实用价值，不在于人们都知道这一概念，也不在于医生把它的理论、概念背得滚瓜烂熟。如果不能让践行者从心灵层面获得启蒙，不能提升使用者的文化修养和价值理念，不能让人在人际关系中相互理解并为之感动，叙事医学就是无用的。

那么叙事医学有没有技巧呢？当然有，比如针对关系，要用好两个技巧：细读和反思。这些重要不重要？当然重要，不了解这些，就不知道践行叙事医学从哪里入手。但在叙事医学的实践中，如果仅有技巧，而不走心，也很难与患者真情互动。所以，技巧只是叙事医学的辅助工具，成败不在于它。

医生这个职业很特殊，虽然可以养家糊口，但如果仅把养家糊口作为唯一目的，无法成为真正的医生。什么是真正的医生？真正的医生具备做医生的潜质，如爱心、责任心、细心、同情心等，再加上后天在临床中的修炼，精进治病救人的本领。如果不具备潜质，只修炼了后天的技术，那只能是“匠人”，而不是医生。叙事医学是为临床医务工作者量身打造的，在某种意义上，医生的潜质包括践行叙事医学的潜质。

潜质这个词的字面意思为潜在的素质，潜质又分为多种类型。有些潜质与先天有关，有些潜质受后天影响，还有些潜质可以通过教育培养。叙事医学没有设定门槛，也无法设定门槛，它关乎文化、伦理、心灵，没有量化标准，许多时候也无从考量。因此，学习叙事医学要靠个人的潜质。

在叙事医学的实践中，我积累了一些不成熟的经验，希望对叙事医学潜质的验证有一定帮助。第一，对人善良。我认为善良是当医生的门槛，其重要性高于智商，高于科研能力。第二，容易被患者打动，对患者的痛苦能感同身受，对患者的坚强能充满欣赏。第三，对患者的故事有好奇心。临床中不仅有疾病，还有各种不一样的患者。第四，对生命经常思考。生命只有一次，既要重视生命的珍贵，也要理解生命的终点必将是死亡。第五，博览群书。人生的幸福不仅是生活的富足，还要有精神的充实。精神需要文化滋养，文化来自对万物的了解。人的视野有局限性，生命的长度一般就只有几十年，只有多读书，读经典，才能在有限的时间内让精神世界丰富多彩。第六，换位思考。练习站在别人的立场考虑问题有助于培养包容心。第七，用文字表达内心。说是一种表达，写也是一种表达。但写的表达往往更有深度，能让内心的思考得到升华。医生写作不是为了当作家，可医生留下的关于临床的点点滴滴都是人生的宝贵财富。第八，对细节的敏感。大大咧咧的医生容易让患者紧张、不踏实。不放过临床的任何一个细节，不是婆婆妈妈，是医生责任心和情怀的体现，这些可以在叙事医学中找到答案。总之，掌握任何一门学问，光有想法是不够的，一定要具备成事的潜质。当年，我想把数学作为职业的方向，想成为陈景润那样的数学家，并且也花了不少时间学习数学，结果高考数学成绩才50多分。

我接触叙事医学4年了，读了2本丽塔·卡伦的书，一本是《叙事医学：尊重疾病的故事》，另一本是《叙事医学的原则与实践》，通过阅读基本了解了丽塔·卡伦心目中的叙事医学。任何事情光了解只是停留在表面上，学习叙事医学的最终目标是落实到临床中。从理论到实践，潜质是桥梁、是纽带。没有潜质，理论指导实践的过程就会充满磕磕绊绊。

急诊医学注重人的整体。只知其一不知其二，只看冰山上的一角，结果只能是把急诊医生带进死胡同。所以，急诊医生要有大局观，牢牢把握生命第一、疾病第二的原则。叙事医学从人的角度阐释生命与疾病的关系，这里的生命是精神，这里的疾病是躯体。不能只有躯体，而忘记了精神。这样看来，叙事医学的潜质与急诊医学在某种程度上是不谋而合的，即倡导生命至上，人是主体。

所以，作为一名急诊医生，践行叙事医学会有一定的优势。没有在技术上的精益求精，空谈急诊医生这个职业，没有任何意义。而在生老病死这个话题上只求技术上的精进，又非常不现实。只有在技术上强，又践行叙事医学，也就是“两手都要抓，两手都要硬”的急诊医生，才能游刃有余地从事临床医学工作，才能更好地践行以人为本的大生命观。

8

如何更好地发挥叙事医学的作用及如何在临床实践中推广应用叙事医学

我接到北京市医院管理中心林老师的邀请，于2021年3月9日下午参加在北京安贞医院召开的叙事医学工作研讨会。本次研讨会的目的是提升市属医务人员的叙事能力，推动叙事医学在市属医院的推广应用。会议议题为“如何更好地发挥叙事医学的作用及如何在临床实践中推广应用叙事医学”。

自从2018年接触叙事医学以来，我发现叙事医学正是当今临床医学需要补的短板。比如，在建立临床医学与患者之间的关系上，是从疾病的角度，客观理性地用科学方法和数据与患者进行交流，还是在第一时间解读患者在疾病中产生的各种忧虑、恐惧、无奈、危机感，以患者的情感困惑为第一要务，以共情的态度与患者建立一种独特的医患关系？在接触叙事医学之前，在我的脑海里，也不乏以患者为中心等概念，知道这些对于建立医患关系非常重要。但我总觉得在临床实践中传播这些概念不知从何下手。2011年11月4日，北京大学医学人文学院举办了我国第一个有影响力的叙事医学研讨会，可以说2011年是中国叙事医学元年，但10年过去了，在临床医学圈里，真正知道叙事医学的人不多，真正践行叙事医学的临床工作者更是寥寥无几。

我应该是幸运的。2018年4月，我开始接触叙事医学；9月，亲历《叙事医学》杂志创刊；10月，我参与编写的《叙事医学》被纳入国家卫生健康委员会住院医师规范化培训教材；11月，在第二届北京大学医学人文国际会议上，我与叙事医学创始人丽塔·卡伦同台演讲。之后，我一边学习、思考，一边把叙事医学融入临床实践工作。我开始系统地用叙事医学的三个要素，即关注、再现、归属，来与患者建立关系；用叙事医学的两个工具，即反思、细读，来指导我对叙事医学在临床工作中的实践。

通过叙事医学的学习，我对疾病与患者这两个概念有了新的认识；对于医学是科学还是艺术，有了更深层次的思考。这3年，我有意识地把叙事医学代入临床实践工作，在关注疾病表现的同时，注意聆听患者对疾病的感受，了解患同一种疾病的不同患者的独特故事。在实践中，我发现，我已经自觉或不自觉地走进了患者的故事，于是可以设身处地地站在患者的视角，与患者共情。丽塔·卡伦说过，没有叙事，患者不能向任何人表述他所经历的疾病。没有叙事，患者自己甚至都不能理解疾病事件对他的意义。同样，如果不能用多重叙事的形式讲述或书写自己对患者的关照，照护者也不能以全面的、有感情的叙事形式看到患者的疾病。可见，叙事医学在医学科技高速发展的今天，给临床医务工作带来一个重要的启示，那就是在临床实践中将科学与艺术结合。

在深入学习了叙事医学后，我认为叙事医学是“老话题”的新说法。为什么这样说呢？实际上，早在两千多年前，西方医学之父希波克拉底就讲过，医生有三大法宝：语言、药物和手术刀。这里的“语言”就是叙事、沟通。只是随着科学技术的进步，医生慢慢远离“语言”，而把药物和手术刀放到了临床医学中至高无上的位置。20世纪70年代生物－心理－社会医学模式的提出，给了医生一个提醒，就是强调人在医学生命全周期的重要性。不考虑人的医学是没有温度的。可以说，叙事医学对希波克拉底所提到的医生三大法宝之一的语言，进行了更加系统、规范的解读，助力生物－心理－社会医学模式发展，使医学真正回归本真。

我也尽自己的能力，在熟悉的急诊医学领域做了一些叙事医学的推广工作，也陆陆续续写了一些文章。但叙事医学的普及落地是一个系统工程，不是几位临床医生和人文工作者可以做成的。所以对于北京市医院管理中心积极运作叙事医学在市属医院的普及和实践，我由衷地感到高兴。下面就我个人对叙事医学的了解，谈一谈如何更好地发挥叙事医学的作用及如何在临床实践中推广应用叙事医学。

如果要系统地了解丽塔·卡伦提出的叙事医学，可以从她写的《叙事医学：尊重疾病的故事》这本书，以及自2001年以来，她发表在各种医学刊物上的40多篇文章入手。之所以说叙事医学重要，就是因为几百年来在生物医学模式的影响下，临床医务人员都以疾病为中心，认为医学就是医生与疾病的博弈，医生忽视了医学工作中真正的主角——患者的感受。这样的观念让患者体会不到关爱，享受医学的温暖更无从谈起。于是，在许多患者眼里，看病就是一场交易——患者花钱向医生购买药物或医疗服务。卡伦说："患者发现他们被一个专家、一个治疗程序转到另一个专家、另一个治疗程序，他们也许在技术上得到了足够的治疗，但在面对疾病的后果和恐惧时却被抛弃。医生通常缺乏人性的力量，不能认识患者的困境，不能与他们共情，不能在患者康复、与慢性疾病做斗争，以及面对死亡时与他们同在。"

叙事医学就是让医务工作者重新回归医学的本质，让他们明白人是主导，疾病是附属；让医生在掌握越来越多的科学知识的同时，注意学习倾听患者，尽最大努力去理解患者的痛苦，并为所看到的而感动，从而在行动中能够为患者着想。当然，以医务工作者的智商，这个道理理解起来不难，但真正做起来就不是由智商决定了，而取决于良知、情怀和格局。所以，叙事医学在临床实践中的重要性不容置疑，但能够扎根到医务工作者的心里，不花一番大力气，不下一番大功夫，可能就会收效甚微。叙事医学有技术、有工具，可以培养医生的素养，以及融到骨子里的善良。

在我看来，叙事医学在临床推广时，有以下几点需要加以关注。

以点带面。在2011年11月北京大学医学人文学院召开的叙事医学座谈会上，韩启德院士提到，现代医学不仅要学会找“证据”，还要学会“讲故事”，要先从一部分医生开始，学习叙事医学。毕竟，践行叙事医学不是技能操作，而需要医务工作者有医者仁心的品质，要有整体患者观。所以，让所有医务工作者践行叙事医学不具有可行性。

从上而下。虽然叙事医学对医患和谐相处很重要，但不如技术来得真切。医学技术主导临床工作几百年，让医生群体突然改变观念，难度可想而知。所以，行政手段对叙事医学的推动必不可少，否则就是“雷声大，雨点小”，有力的行政手段是保证叙事医学落地最重要的一环。

从具有医者潜质的人做起。要实践好叙事医学，首先要具有成为医者的潜质，也就是情商与智商的结合。关于医者的潜质，我总结过16个字，在这里就不一一列举了。总之，医者的潜质是一种被大多数人接受的做人的情怀。

临床科室先行。践行叙事医学的主体是医务工作者，所以践行叙事医学的地点一定是临床一线，哪里有患者，哪里就应该有叙事医学。不要把叙事医学当作说教工具，而应该让叙事医学成为临床医务工作者可操作、有实效、易接受，与医学技术不矛盾的临床理念和方法。

将人文科室打造成标杆。北京市医院管理中心在打造医院人文科室，我想可以以此为契机，向人文科室积极推广叙事医学。在医护人员的宣教上，在科室的文化上，都体现叙事医学的特色。

把年轻临床医务工作者作为重点。年轻的临床医务工作者是临床医学工作的主力军，对患者的影响很大，特别是医学人文素养往往就形成于医学生涯的早期阶段，并且较高的叙事医学能力可以在一定程度上弥补年轻的临床医务工作者由医学技术存在短板而导致的不足。

从简单做起。叙事医学是一门学科，有自身的理论体系。随着叙事医学研究的深入，叙事医学的理论架构也在不断地完善。但临床医务工作者有很多临床工作，可能用在叙事医学上的精力和时间就会分散。所以，可以先从聆听患者的故事开始，做到对患者感同身受，与患者共情，并能真心实意地从患者的角度，为他们解决实际临床需求。一旦跨进了叙事医学的门槛，临床医务工作人员往往就会感受到叙事医学的魅力。

形式多样。简单地说，叙事医学是通过医患之间讲述、聆听彼此的故事使双方都能站在对方的立场去看问题。但叙事是一种文学能力，它可以以多种形式，如电影、电视剧、歌曲、戏剧、小说等，来充实叙事的内涵。所以，叙事是丰富多彩的，在多种叙事形式下，人们可以感受到医患之间的对话不再仅仅围绕疾病展开。叙事赋予了医学更多人性的思考。

不走过场。叙事医学要求临床医务工作者具备一种较高素养，比学习一项医学技术高深得多，所以它不是一蹴而就的，既要观察积累，又要不间断地思考、感悟。如果对叙事医学没有一种持之以恒的学习，那么要践行好叙事医学，在我看来是根本不可能的。

常抓不懈。叙事医学虽然很重要，可有些临床医务工作者认为，它的效果不如那些救死扶伤的技术立竿见影，有时难免就忽视了对临床医务工作者叙事医学能力的培养。久而久之，临床医务工作者与患者沟通的能力、对医学本质的认识，就大打折扣了。这就要求行政主管部门常抓不懈，虽看上去有些被动，却可以产生真实的效果。

以上是我总结的10条在临床实践中推广叙事医学时的注意事项，是一家之言，可能有些片面，是非对错，还需要更多的人来思考、总结。但不管怎样，近3年在叙事医学的熏陶下，我确实获益不少，有了在海南医学院筹划叙事医学公共选修课的经验，也有了培训基层医生人文与技术素养的能力，特别是在读书视角，与患者沟通的技巧，对人生意义的思考和面临死亡时的抉择方面，都有了较大的进步。我相信，自上而下地推动践行叙事医学，进而为患者提供更加优质的健康服务的愿望一定会实现。

9

叙事医学在放手和坚持之间的抉择

近两天，我有两位患者令我印象深刻。第一位患者，女性，92岁，因为憋喘来诊，患阿尔茨海默病6年，卧床生活不能自理2年。医生通过问病史、查体以及化验和影像学检查，初步判定患者心力衰竭、心肌梗死、结肠晚期肿瘤伴有淋巴结和肺转移。医生根据患者的诊断给予了针对性的治疗，也及时把病情告知患者家属。患者有5个孩子，老伴早已去世，她一直跟着大儿子生活。她的孩子们都很孝顺，虽然对年纪大的人容易出现身体问题能理解，但是对于几天前进食还正常的老母亲一下子被查出这么多病这一现实从感情上接受不了，于是全家人深陷于焦虑和困惑中。一天晚上，患者的呼吸状况不好，血氧饱和度也偏低，之前医生在与患者家属交流病情的时候，患者家属签署了不做气管插管治疗的知情同意书。这次医生再次与患者家属核实是否对患者进行气管插管治疗。此时，患者家属犹豫了，最后医生为患者进行了气管插管治疗。

可患者的病情并没有好转，又出现了持续高热。患者家属的焦虑也与日俱增，于是问医生还有没有更好的办法，患者家属听说丙种球蛋白、胸腺肽能增强免疫力，提出即使自费也可以用，又提出能否请北京协和医院的专家来看一下。

我去看患者的那天，她的大儿子在。患者仍然高热、昏迷，呼吸状况也不好。患者的大儿子并没有吵闹，但焦虑情绪的痛苦一眼就可以从其脸部表情中看出来。实际上，这位患者的病情我早就知道了，对患者的治疗也提不出太好的建议，当天主要是想与患者家属详细聊一聊患者得病的情况，以及作为医生能在治疗上做些什么。

检查完患者的身体，我就开始向患者的大儿子询问起患者这次来诊之前的身体情况。因为患有阿尔茨海默病，近两年患者连家人都不认识了，平常靠家人喂饭，但有时会呛咳。虽然患者家属对患者照顾得很用心，患者近两年连感冒都没有发生过，但患者主观的难受、不适是说不出来的。这次患者被送到医院，也是因为患者家属发现患者出现了呼吸困难。到医院后，患者的心肌酶指标就很高了，经腹部CT明确看出结肠的肿物和淋巴结肿大，经肺部CT也看到了多发结节。这说明患者的疾病不是这两天才出现的。

92岁是高龄了，即使身体没有疾病，器官功能也衰退了。人的器官就像自行车的部件，到了一定年限，就会老化，光靠上油是解决不了问题的，唯有更换零件，但身体的器官不是随便能换的。一般来说，肿瘤的治疗只有经早期手术才能控制，到了晚期，肿瘤细胞越来越多，正常的细胞就行使不了功能了。那些改善免疫功能的药物也不是灵丹妙药，并且这些药物发挥作用需要时间，更需要身体的响应。

看病治病没有钱不行，可有足够的钱，就能治好病吗？这只是人的美好愿望，人最终还是要正视自然规律。人终有一死，虽然人的寿命极限应该在100岁以上，但即便当今的医疗水平很发达了，可又有几个人能活得到100岁以上呢？在我眼里，92岁是高龄了，说明患者之前的身体确实不错，可生命的意义不在于长短，而是在于质量，“好死不如赖活着”的生命观已经越来越不被当今社会接受。

我想患者家属对我说的话不会不明白，我的话没有专业色彩，都是“大白话”，可能道理他都懂，只是我再跟他强调一下，他就会释然了，也会让他不再那么纠结了。患者当天就走了。在这次治疗中，技术发挥的作用不突出，确实，医生没有回天的本领。但人与病、活着与死亡，都是患者、患者家属和临床医务工作者所纠结的。许多时候，这不是技术的问题，而是对价值观和生命观的考量。

第二位患者，女性，47岁。我见到她的时候，她正坐在床前看手机。她胖胖的，脚部水肿，脸色不太好，但精神状态尚可。监护仪显示患者的心率和血氧饱和度都正常，只是血压很高。这次是因为心慌、恶心、呕吐就诊。我问她是否好一些了，她说："不干呕了，也能躺下了。"交班的时候，医生说患者有糖尿病、高血压、肾功能衰竭史，血肌酐水平从之前的200 μmol/L涨到了400 μmol/L，但她不想接受透析治疗。

患者有糖尿病家族史，父亲、哥哥都有糖尿病。之前患者的身体状况没有这么糟，她曾是一名业务员，全国各地到处跑，有时一天能去三个地方。看着患者现在的情况，我很难想象几年前她一天去三个地方的情景。3年前患者的病情有了变化，在我们医院的内分泌科、肾内科、神经内科接受过治疗，还曾一度有再跑业务的想法，最后因为行走困难放弃了。患者身体恶化是从2020年开始的，但恶化之后患者没有去医院看病。问其原因，一是她的婆婆有病，常年住院，需要患者照看；二是患者不能工作，而20岁的女儿还在上学，各种费用让其生活雪上加霜。

这一年里患者经常憋气，不能平躺，睡眠不好。我问她：

“你不睡觉，难受吗？”她说：“难受。”我又问她：“你是哪里人？”她说：“我是北京当地人。”我说：“你应该有医保，看病应该不成问题。”她说：“家里只有我爱人一个人挣钱，确实经济状况太紧张。”我接着问：“你家里有房子吗？”她说：“家里有两套房子，但不想卖房子看病。”我说：“房子也是钱呀。有房子就有钱。再说你还这么年轻，得病也不好受。之前你在医院治疗得很好，不是还想去工作吗？只是这一年，你没有接受系统治疗，病情发生变化了。病一定要尽早治疗，才会有更好的效果；否则等到有钱想治了，可能医生就治不了了，病也就耽误了。钱的作用就是保障人有好的生活质量。如果生活质量都没有，要钱有什么用？再说，用多余的房子解你看病的燃眉之急，如果权衡利弊，你是不吃亏的。”

看样子，我的话起了作用，患者从刚开始交流时对看病持淡漠态度，变得有了积极的回应。最终，她下决心好好治疗，听从医生的安排。

在急诊科工作这么多年，我经常会遇到像上面两个病例那样的医疗技术之外的问题，也就是放手和坚持之间的抉择。如果从伦理学的角度讲，这应该是患者和患者家属决定的事情，医生如果过多地参与，可能会得不偿失，甚至反遭埋怨。但医学不是就事说事的科学，在医疗信息的掌握上，医患之间存在很大的不对等。医生如果只把自己当作看病的医生，就是把自己局限在了生物医学模式的窄小空间。

叙事医学要求医生关注患者的方方面面，不仅是疾病本身，这样医生才有在技术层面之外，想患者之所想、急患者之所急的与患者共情的能力；医生只有具备了这种能力，才可以真正成为患者的战友，与患者有苦同担，让患者有归属感。

医学的放手，不意味着能力的缺失，也不代表技术的失败，反而体现了理智的胜利。坚持也不是强人所难，它代表的是医生的果敢、责任和情怀。即使在科技高度发达的当今时代，医学也不是唯技术论。临床医学永远会给叙事医学留出空间，因为患者永远需要医生给予的善良和温暖。

10

我的叙事医学实践

不久前，我收到北京大学医学人文学院郭莉萍老师的信息，让我在4月15日举办的北京大学医学部叙事医学研究中心成立大会上，代表中心成员单位北京积水潭医院发言，谈一谈这些年我们在叙事医学实践中做了哪些工作，时长约15分钟。

准确地讲，从我知道“叙事医学”这4个字，到如今对它热情似火、积极实践，只有3年的时间。虽然作为一名临床医生，我经验丰富，但在叙事医学实践上我只能算初出茅庐。不论是对叙事医学理论架构的掌握，还是对叙事医学在临床落地的方法的寻找，我都还有很长的路要走。可不得不说，在学习叙事医学的过程中，我感觉自己很幸运。我要感谢中国老年医学学会急诊医学分会的郭伟主任，北京大学医学人文学院的郭莉萍副院长，海南医学院的吕传柱书记，他们是让我与叙事医学结缘的老师，也正是在他们搭建的平台的支持下，我在叙事医学实践中有了小小的进步。

2018年4月是我学习叙事医学的起步阶段，郭莉萍老师翻译的丽塔·卡伦的《叙事医学：尊重疾病的故事》是我学习叙事医学的启蒙读本。之后，我阅读了丽塔·卡伦的文章，以及与叙事医学有关的其他书籍，特别是葛文德医生的《最好的告别》《医生的修炼》《医生的精进》《阿图医生》，奥斯勒医师写的《人生之道》，以及一系列哲学经典、名人传记、精品小说，这些作品都是我日后践行叙事医学的好帮手。2018年6月，与郭莉萍老师、郭伟主任为海南医学院设计叙事医学公共选修课，又使我对叙事医学有了更深层次的认识，也让我在尝试叙事医学实践上迈出了第一步。

2014年，我开始写一些随笔，记录生活的点点滴滴，反思人生的各种变化无常。从2018年接触叙事医学后，我又拿出一部分时间把对叙事医学的心得体会写下来，截至今天已积累了十几万字，涉及我熟悉的各个临床领域。2018年10月，《叙事医学》入选国家卫生健康委员会住院医师规范化培训教材，郭莉萍老师分配给我的任务是写第一章《医学的本质：医学技术还是医学人文》。这次难得的学习机会，使我在叙事医学实践上又前进了一步。为什么刚才谈到我在叙事医学的学习中是幸运的？那就是因为在我还是一名新手的时候，就有了更多参与叙事医学实践的机会。也正是这些机会，促使我不断学习、实践、再学习、再实践。

叙事医学不是一门纯技术，许多临床医生，也许并不清楚叙事医学对临床实践有什么帮助。要让临床医生认可叙事医学，不是一件轻而易举的事。长期以疾病为中心的培养模式，已经让医生心里认定了唯有技术才是衡量医生价值的指标。所以，想让叙事医学在临床落地，首先要让医务人员了解什么是叙事医学。

我是一名急诊医生，专业特点使得急诊医生比其他专科医生要接受更多生死的挑战。急危重症、老年病、终末期患者是急诊科的常客，在医疗技术之外，我还注重对生命意义的思考。2019年，在征得当时的中华医学会急诊医学分会主任委员、山东大学齐鲁医院陈玉国院长的同意后，首次在全国性的急诊医学学术年会开设了叙事与医学人文分论坛。2021年11月，新任中华医学会急诊医学分会主任委员吕传柱教授也同意在武汉举办的全国急诊医学学术年会上，继续设立叙事与医学人文分论坛。同时，为了更好地在急诊医学专业普及叙事医学与人文医学，中华医学会急诊医学分会又在2021年成立了人文学组。目前，在全国急诊界，叙事医学已被越来越多的医务人员熟悉，也有越来越多的急诊专家和急诊医护人员加入践行叙事医学的行列。在北京清华长庚医院的王仲主任的主导下，北京协和医学院临床医学（八年制）专业开设了临床沟通与叙事医学课程；在北京大学第三医院急诊科马青变主任的主导下，北京大学医学部为急诊医学专业的研究生开设了临床沟通与叙事医学课程；在天坛医院急诊科郭伟主任的主导下，首都医科大学也将在2021年为研究生开设叙事医学课程。

叙事医学不是一个小众话题，它与每一位临床医务工作者都息息相关。叙事医学不关乎技术，会让有些临床医务工作者不以为然，可叙事医学与医院和科室的文化直接相关，也与临床医务工作者的素养直接相关。做好叙事医学不是一个人的事，只有大多数临床医务工作者行动起来，才能使医患在叙事医学的实践中真正获益。

这两年在做叙事医学推广工作的同时，我一直思考叙事医学在临床科室落地的方式方法。当然宣传普及教育、平行病历的书写、营造良好的读书氛围都是不错的选择，但如果只就叙事说叙事，不与具体临床工作结合起来，要想让医务人员短时间改变重疾病、轻人的整体，重技术实践、轻人文的观念，难度还是不小。2018年11月7日，我院教育处的郑鹏老师跟我沟通，问我能否为医院的规培医生开展叙事医学讲座，培养规培医生在轮转科室时尝试书写平行病历，并提出希望这项工作先在急诊科进行。

2周后课讲完了，可书写平行病历却没有在急诊科开展起来。2019年6月，中国老年医学学会骨与关节分会的学术年会在我院举办，分会的主任委员、我院当时的医疗副院长贺良教授，让我在开幕式主会场和护理分会场开展叙事医学的讲座。以技术见长的骨科医生听与技术无关的叙事医学讲座，应该不多见，虽然好像之后很长时间就没人再提起叙事医学，最起码让我感觉到了，这些技术型的临床医务工作者并不反感叙事医学。

2020年初，在北京举办的中国急诊尖峰论坛上，我院急诊科联合北京多家急诊科的医护人员，把叙事医学的理念以小品的形式展现给参会的同行，得到了大家的广泛好评。我们科室的部分医生和护士也在叙事医学理念的熏陶下，主动在临床工作中开始了叙事医学相关的实践工作，包括平行病历的书写。

2019年，北京市医院管理中心在市属医院开展人文科室的建设，我院的创伤骨科七病房和泌尿外科率先被评为人文科室，表现出了外科医生在科室文化建设和对患者关爱的人文情怀。那时我想，我们急诊科也要把打造人文科室作为重要工作，并且准备把叙事医学的理念和方式方法植入人文科室。所以，在急诊科申请人文科室的准备工作中，我融入了一些叙事医学的内容。2021年是“十四五”开局之年，我院纪委书记吴国安把做好医院年轻医务人员的叙事医学工作写进了医院的“十四五”工作报告，这也更增强了我和我们科室做好叙事医学的决心。

2020年和2021年，我们科室与北京医大时代科技发展有限公司携手，就叙事医学在基层落地实践进行了深入的沟通和良好的合作。首先，我们在2020年5月为华润医疗控股有限公司打造了一期系统的临床沟通课程，包括了素养篇6个学时的课程，实践篇10个学时的课程，医疗纠纷的预防与处理8个学时的课程。我们科室又在2021年1月为宁夏回族自治区卫生健康委员会与北京大学医学部合作的基层培训项目，量身定制了“医学人文与临床医疗无缝对接”课程。

在新冠疫情期间，我有了更多的时间思考如何让叙事医学在临床更具有可操作性，让临床医务工作者由被动接受变为主动学习。2021年3月9日，在北京市医院管理中心基础运行处的组织下，北京安贞医院召开了为提升市属医院医务人员叙事能力，推动叙事医学在市属医院的推广的工作研讨会。会上，我提出了就近几年的叙事医学活动总结的十点建议，包括以点带面，自上而下，临床科室先行，从具有医学潜质的人做起，将人文科室打造成标杆，把年轻的临床医务工作者作为重点，从简单的事做起，形式多样，不走过场，常抓不懈。

在近3年对叙事医学的学习中，在与患者交流的过程中，我时刻提醒自己要以换位思考的形式，对疾病观、生死观不断地反省、不断地解读。叙事医学的受惠者不仅是患者，在我看来，叙事医学的最大受益者是临床医务工作者。叙事是一种能力，这种能力在一定程度上决定着医生是否优秀。叙事医学在临床中无处不在，涉及病史的采集、通报患者的各种信息、做出医疗决策等，所以没有叙事医学的基础，临床医务工作者很难在临床医疗工作中游刃有余。更重要的是，叙事医学为临床医务工作者提升修养提供了方向，叙事医学也让临床医务工作者对医学本质有了更加深刻的思考。

11

《叙事医学的原则与实践》读后感

前些日子，我把北京大学医学人文学院郭莉萍老师翻译的《叙事医学的原则与实践》看完了。这本书是叙事医学的创始人丽塔·卡伦团队编写的，也是郭莉萍老师翻译的丽塔·卡伦有关叙事医学的第二本书。近几年，虽然我认真学习了叙事医学，但还有不少困惑，特别是发源于国外的叙事医学在国内会不会遭遇“水土不服”，叙事医学的学习是遵从一套科学的理论体系还是因地而异、因人而异，在急诊实践中应先做叙事医学的培训还是实践等，学习《叙事医学的原则与实践》这本书，无疑给了我再次思考叙事医学的核心要素的机会，也让我对叙事医学的理解有了与已往不一样的视角。

这本书除了导言部分，共分为以下几个部分：主体间性、二元论、个人特质及具身性、教学的身份认同、细读、创造力、质性的认知方式、临床实践。书里谈到的一些概念，我在丽塔·卡伦的第一本书《叙事医学：尊重疾病的故事》中曾经了解过。如果丽塔·卡伦的第一本书是对叙事医学的宏观解读，那么《叙事医学的原则与实践》是在宏观的基础上详尽地阐释了叙事医学的原则。坦率地讲，在读第二本书的时候，有些专业词汇是第一次看到，有的能明白，有的即使绞尽脑汁也是一头雾水。当然，叙事医学作为一门学科，已经有了规范的理论框架作为支撑，如果轻而易举地就能掌握，未免也太高估自己了。理论需要慢慢学、慢慢悟。

当然术业有专攻，作为一名急诊医生，并不一定要把叙事医学的原则掌握得头头是道，因为它涉及哲学、伦理学、文学、逻辑学等知识。作为急诊医生，不论从能力上看，还是从时间上看，要想把叙事医学吃透，难度不小。但叙事医学就像丽塔·卡伦在《叙事医学：尊重疾病的故事》中谈到的："叙事医学可以回答针对医学实践和训练的很多指责——没有人情味、碎片化、冷漠、唯医学利益至上、缺乏社会责任感，等等。"可见，叙事医学对一名急诊医生又不是可有可无的。这样一来，在叙事医学的学习与实践中如何找到一个平衡点，就成了叙事医学在急诊科落地的关键。

近几年，我虽然做了一些叙事医学方面的培训工作，但没有将培训形成体系。我也一直在纠结什么样的形式、什么样的内容、什么样的教材，可以让叙事医学真正被急诊医生接受，同时利用叙事医学在临床工作中使医患双方获益。对此，《叙事医学的原则与实践》还是给了我不少启发。虽然书中有一些专业概念我没有完全理解，但我觉得并不影响对整本书的阅读，就我目前对叙事医学的认知，我认为书中有些基本原则必须知道，不能含糊，如主体间性、关联性、人格、具身性、为公正而采取的行动、细读和创造性。因为这些概念与培养叙事医学的技巧和进行叙事医学的实践密切相关。

我作为一名理科生，文学是短板，在接触叙事医学之前，除了医学书，我读的其他方面的书不多。在接触了叙事医学后，我发现叙事医学中许多能力的养成与文学修养有关。难怪有人说，一辈子道路取决于语文，因为文学是一个无尽的宝库，从中可以同时观察、思考和表达人际交往。文学所达到的深度与复杂程度是其他手段所不能企及的。医学的本质是人学，患者的生病体验就是具有主观性的。所以在医学技术之外，医生要全面解读患者。医生不仅需要积极关注患者的语言和非语言表达，而且需要积极想象患者的世界，并向患者表达所看到的情况。当医生体验到患者的境遇时，就会被深深地打动，也会获得成长。在没有学习叙事医学之前，我很难通过文学的联想，理解疾病的意义和生命的价值。

因此，学习叙事医学的一个标志性方法，就是培养医生的细读能力。细读使我们能够专注而熟练地阅读复杂的文学文本，带着细微而深刻的理解力来阅读或倾听关于疾病的叙述。在医学院上学的时候，在我的认知里，看课外书就是耽误时间，对自己以后的职业道路不会有任何帮助。因此从医几十年，我除了关注专业领域的书籍，乐此不疲地研究自己专业领域的文献、指南，几乎没有读过一本经典文学著作。现在看来，未免有些遗憾。实际上，每天看病、治病，与患者打交道，都可以被理解为发生在医院背景中的故事，故事里有主人公、有时间、地点和独特的情节。医生如果有很好的细读能力，就会容易赏析文学之外的文本。《叙事医学的原则与实践》中谈到："细读使读者能够仔细地看待自己赋予意义的公式：如果读者注意了自己的阅读，就会知道自己的认知方法、情感方法和性格逻辑方法是如何汇合在一起来创造意义的。"这几年在叙事医学的影响下，我看医学书少了，读看似与医学无关的书反而多了。从哲学、小说、传记、历史书籍中，找到了之前被我忽视的看待医学的视角。虽然不能说这几年我对医学的理解有了巨大的改变，但多多少少让我从之前一个狭窄的视野走了出来，能够站在人的角度解读疾病的痛苦，减少对死亡的恐惧。

文学还有一个很重要的功能——写作。有人说，写作就是未来。我认为，一个人的写作能力，就是他的表达能力。每一个人的人生都是由各种故事组成的，每一个人都天生具备独一无二的写自己故事的能力。但这个能力很多时候被我们无意识地雪藏了。写作给我们带来的好处很多，比如，让我们变得谨慎，指导我们做事精准，让我们有更多独立思考的空间。在叙事医学中，写作这种效果更明显："这些经验在纸面上被思考、再思考。它们被放下，又被拿起。书写拥有恒久与修改的双重可能性，因此书写的主要疗效恰是重视永远无法掌控的过去，并施以一定程度的控制。"临床中的任何场景，都可以用故事来表达。由于医学的故事触及痛苦和死亡，写医学故事的人一定会带入情感。我近几年也写了不少临床随笔，与之前科学、严谨的学术论文不同，我写的每一篇随笔都主观性大于客观性、感性大于理性。在写这些随笔的过程中，我意识到要对患者给予更多的关爱，我也从患者身上汲取了强大的能量。

当然，《叙事医学的原则与实践》这本书涵盖的内容还有很多，只是我认为，作为一名急诊医生要想在叙事医学这个领域取得良好的发展，除了要有必需的潜质，包括爱心、奉献精神、精益求精、担当等，还需要有一定的文学素养。以前，我从不认为自己会喜欢读医学之外的书，也不认为能写出几十万字的读书笔记和随笔。但正像毛姆所说，养成读书的习惯，就是为自己营造一个几乎可以逃避生活中一切愁苦的庇护所。读书既可以给我们带来快乐，还可以让我们获取知识，更可以引发我们的深度思考。人一旦有了勤于思考的习惯，书写也就水到渠成了。所以，回到之前说过的那句话：一辈子道路取决于语文。我想在做好叙事医学这件事上，这句话还是有一定道理的。

12

教授叙事医学课程的思考

2022年，我准备为两个全国继续教育学习班授课，一个是“中国叙事医学案例与实践研修班”，另一个是“人文关怀赋能临床护理实践研修班”，所负责的专题都与叙事医学有关。我已经接触叙事医学4年了，也写了不少学习心得，按理说对叙事医学的认知已不是一张白纸了，何况在不同的场合讲过不少与叙事医学有关的话题。但即使这样，我还是对在这两个学习班的授课有不少疑虑，尤其是对让听课者对非技术类的课程如何心领神会没有底气。

之前，我看了丽塔·卡伦和她的同事写的一篇题为《大学师资培训如何跨越文化进行创新：叙事医学亚洲化》的文章。文章谈到在传统医学教育中更强调以各门学科为基础，在亚洲许多地区，医生有更高的权威性，医疗模式不是以患者为中心，并且医生在中学以后对人文学科的学习往往有限。而目前越来越多的人意识到，医学是人学，在医学实践中不能忽视人的价值。所以亟须对传统医学教育进行改革，将人文科学与医学教育整合。当然，要想实施新的医学教育方法，师资队伍的培训至关重要。

2010年卡伦来到台湾，开设了包括4门课程的培训班，每门课程包含1个讲座和1个研讨会。4门课程分别为：来自患者的声音（课程1）、叙事访谈（课程2）、叙事写作（课程3）和叙事医学课程开发（课程4）。在课程1和课程2的讲座中，讲者展示了叙事性接诊患者；在研讨会上，参会者讨论了如何在台湾实践叙事医学。在课程3的讲座中，讲者演示了如何教本地医学生写叙事故事；在研讨会上，参会者练习了精读文学作品、批判性分析作品的细节。在课程4的讲座中，讲者分享了在美国是如何教授叙事医学的；在研讨会上，参会者讨论了如何将叙事医学与传统课程整合起来。

该项目结束1年后的调查显示，85%的受访者把他们在叙事医学课程中所学的知识应用到病史采集、伦理教学和临床查房中。2020年8月，即距离项目结束已经过去了10年，相关机构对参会者再次进行了调查，30名参会者（约占受访者的31.6%）表示2010年的项目对他们有持久的影响：帮助他们更好地了解患者的背景，将叙事医学融入教学，开展叙事医学研究项目，并通过叙事医学项目促进跨专业合作。

随着人口的老龄化，疾病谱的改变，人们价值理念的更新，传统以疾病为中心的就医习惯正悄然发生改变。医生不关注患者的主观感受、忽视患者的就医体验，越来越影响医嘱的依从性与医患之间的和谐关系。所以只以技术见长、不懂共情患者的医生，可能难以被患者认可。

叙事医学弥补了医学教育中缺失的人文情怀，让医生有温度。但叙事医学是人学，受文化、习俗、教育、伦理、价值观等诸多因素影响，要想把它整合到传统的医学教育模式中，非一日之功。其中技术环节的关键问题是很难形成一套规范的授课体系，适合美国的不一定适合中国。所以卡伦说，当在另一种文化背景里采用新的教学方式时，大学师资培训计划需因地制宜，结合当地的具体情况（包括当地患者、学生和师资培训人员）制定合适的项目，以便获得持久的影响。

我是一名临床医生，在医学院接受的是以疾病为中心的培养方式。这些年的临床体验，让我看到了仅以疾病为中心会遇到的问题，比如，患者无药可治，癌症晚期患者需要有人陪他走完生命最后一程……面对这些情况，医生能做的就是聆听、守护、关爱。近几年叙事医学的学习和实践，让我认识到叙事医学以人为中心，以情感为依托，以共情为基础，让医学不再只是数据，让患者不再感觉冰冷，让医生不再被技术裹挟。因此，讲授这样一门课，我既心怀敬畏，又充满忐忑。于是在讲课前，我会尽量准备周全一些，争取少犯错误，少留遗憾。

听课人的兴趣。兴趣是做事的第一关。多年养成的看病习惯，对医生来说不是一朝一夕就能改变的，而且，强扭的瓜不甜。因此，在开课之初，老师就要先大体介绍叙事医学，听课人如果感觉叙事医学对自己的工作有帮助，自然就会产生兴趣。

分层授课。叙事医学的对象是所有与患者接触的医务人员，包括医生、护士、卫生员等。叙事医学有理论体系，但医务人员的临床背景不同，实践的方式方法也会不同。比如，急诊科面对生死的场面多，医生需要对医患之间对死亡的落差有清醒的认识，如果只持公事公办的态度与患者谈这个问题，只能给患者带来恐惧。因此，最好对不同类型的听课人分别授课。

按需求授课。讲课的目的是让听课人接受知识，并最终将知识应用于实践。叙事医学课与传统的医学技术课不一样，医学技术课往往有章可循，不能随意更改，一旦改了很可能就错了。而叙事医学课中，对同一个问题，不同的老师会有不同的理解，甚至同一个老师对同一个问题在不同的时间段，理解也不一样，这就是人文课的特点。老师不能搞“一言堂”，不能只顾及自己的喜好，注意听课人的需求就是老师的追求。

以案例为主。关于叙事医学的理论，听课人可以看《叙事医学：尊重疾病的故事》《叙事医学的原则与实践》《叙事医学》这三本书来学习，但叙事医学的学习也需结合实践。临床案例的分析是叙事医学实践的入门，通过案例把叙事医学的理论融入临床工作的点点滴滴。如果没有案例，就把叙事医学讲“死”了，听课人也容易昏昏欲睡。

线下课。人文课是需要互动的，老师需要有饱满的情绪，如果把人文课讲得很无趣，就是老师不称职。线下课更方便老师与听课人进行互动，老师更容易保持饱满的情绪。

听课人数适中。叙事医学的讲课效果受老师和听课人情绪的影响，在空旷的教室里，老师很难兴奋起来；如果人多，则不能有效互动，老师和听课人都难以兴奋起来。我认为在一个能容纳40～50人的教室坐30～40人，就给互动提供了良好的环境。

情景剧。表演可以提高学习的效果。让听课人扮演情景剧中的角色，有利于听课人对课堂内容深入了解。是否听得明白，是否记得住，是否会应用，也都可以在表演中体现出来。情景剧是叙事医学非常好的教学手段。

精读、写作不能少。如果没有对文学的喜爱，很难提高精读、写作方面的能力。通过对文学作品进行精读能培养临床工作者的敏感性。在临床中有些病症能被明显地看出来或者说出来，但在临床中还有许多症状不是显而易见的。没有对临床的敏感性，没有对细节的把控，就容易使临床工作本末倒置。叙事医学的写作能训练医生的反思能力，话可能会脱口而出，但写成文字是需要经过用心思考的。当然这里的反思和日常的临床思维是有区别的，临床思维关注的是病，而反思关注的是精神。

自从接触了叙事医学，我在看病之外常常会思考医生的价值、患者的感受、人活着的意义。从叙事医学角度来看，我们所做的一切工作，包括治疗的价值最终都体现在满足人的情绪需要上，对患者、对医生都是如此。

13

在人文医院的建设中，叙事医学是抓手

2022年是北京积水潭医院的人文医院的建设年，北京积水潭医院作为一家专科优势比较突出的综合医院在当下打造人文医院有很多的理由。一是强调“患者利益至上”；二是以疾病为中心的理念，要让位于“医学是人学”的理念；三是技术不是医学的唯一，如何提升医学的温度，让患者获得好的就医感受，是现代医学面临的问题；四是医疗的本质是照护，不是商业服务。医院如果只关注技术，一切向技术看齐，医生的行为只能用技术来考评，那么终将会让医院回归既往的生物医学模式。

自从1977年恩格尔提出了生物–心理–社会医学模式以来，已经给只追求技术、唯数据马首是瞻的医疗行为敲响了警钟。医学的属性是人，不是病。医生的本领也不仅是看好病，还要

看好人。长期以来，医学的培养模式中缺少培养医者的潜质这门课。什么是医者的潜质？在我看来可以用16个字来表述：大爱、谦逊、责任、担当、坚守、悲悯、奉献、敬畏。虽然它们与技术不画等号，但决定了医生今后所走的道路是“师”还是“匠”。

不容置疑，技术是判断医院优与劣的重要标准。但医院仅靠技术也不一定会赢得患者的认可。近几年，医院的技术指标年年提高，可患者的满意度并没有随着技术的进步同步增长。技术好确实是医院的优势，但良好的就医环境、舒适的就医体验，应该也是患者对医疗机构做出评价的重要依据。

获得技术上的精进不是一件容易的事，需要不断地学习，不断地实践，不断地思考，但只要努力，终有一天会做到。但要想塑造一个人的潜质，改变一个人的内心，培养一个人的情怀，并不是只凭努力就可以做到的。它需要人们更加持之以恒地学习，更加主动修炼自己的心灵。看好患者一定要花费精力，融入情感，需要情商不断地提高。做医生难吗？我相信很多人会说难。但我认为，读书时间长、诊断没有统一的公式、需要经验等，不是医生真正的难，医生真正的难在于与患者产生同理心，做到想患者之所想、急患者之所急，对每一位患者都给予关爱、悲悯。

人文医院的着眼点是传播人文理念，培养人文素养，倡导人文服务，创建人文环境，注重人文管理。总之，要想成就医院高质量发展，人和文化一定要同步提高。文化是一个大概念，包含了方方面面，但与技术不同的是，文化修炼的是心，是精神。

叙事医学作为一门新兴的学科，目前在临床医学崭露头角。它属于医学，但不属于技术医学。它符合医学的人学属性，因为它通过文学叙事来丰富医学中对生命、痛苦、死亡的意义的认知，进而践行人文关爱，倾听被科学话语所排斥的患者的声音。叙事医学有完整的理论架构，通过关注、再现和归属，把医学的主体——医生和患者紧紧地联系在一起。如果说医学技术可以使患病的躯体获益，那么叙事医学的第一受益人是医生自己。为什么这么说呢？因为医生每天见到的都是患病的人，有的科室还会经常面对即将离世的人。得病是大概率事件，死亡是绝对事件，医生也是人，大概率会生病，必然会死亡。所以，叙事医学给了医生深刻地反思疾病的苦、感悟生命的意义的机会。

叙事医学强调医生的共情能力，共情是人的本能，它的核心是理解，但不止于理解。共情的行为包括诚实、谦逊、接纳、宽容、感恩、信念、希望和宽恕的行为。医院是最能考验医患共情能力的地方，但恰恰对技术的追求，使医者在与疾病的博弈中忽视了患者的感受。医生与患者各执一词，各自站在自己的立场，最后的结果可能就是不欢而散。医生要清楚地认识到，自己面对的不仅是疾病，更是有思想、有情感的人。医生只有充分理解患者的痛苦，才会明白患者最需要的是关爱和照顾。正如王辰院士所说，医疗是照护服务，不是商业服务。

当然，践行叙事医学仅有共情不够，还需要培养医生在临床思维之外的反思。反思包括4个方面：反思职业态度、反思诊疗护理、反思共情状态和反思价值取向。医生在医疗行为中的反思就是反思患者的境遇、理解患者的感受；反思自己的临床实践，宣泄负面情绪，找到工作的意义和满足感。在叙事医学中，反思的落地工具就是平行病历。有人说，写作是人类最能向自己和他人展示自身思想的方式。医生在平行病历的书写中，表达了内心深处的困惑、犹豫、释怀、顿悟等，也可以说书写平行病历的过程就是医生修行的过程。叙事医学的提出者丽塔·卡伦说：“我坚信（在很大程度上来源于我们的研究结果）写作赋予临床医生更丰富的同情心，让他们善于反思，给予他们勇气。在写作之前，有两个孤立的存在——医生和患者，他们两个都在承受痛苦，并且两个人都在经受孤独。凭借写作，人们有希望联系、承认和共融。”

有了叙事医学的介入，我不再认为人文医院的建设是纸上谈兵，也不再担心人文医院的建设无从下手。人文医院的建设不是比拼技术指标，而是人思想观念的更新，是把医学技术与医学艺术相结合。下面我就叙事医学作为人文医院抓手的难点和可尝试的操作方案谈一下个人的理解。

先说难点。

医生叙事医学素养的形成。在医生群体中，特别是外科医生群体对叙事医学的兴趣不容易被调动起来，因为叙事不能让伤口愈合，也不会让肿瘤消失。在医生的心目中，往往治病才是硬道理。再加上临床工作繁忙，不能产生立竿见影效果的方法是难以被排上学习时间表的。这几年，我在推广叙事医学的过程中发现，医生参与度不高，尤其是外科医生。

需要潜移默化。叙事医学不是一门简单的技术，仅仅读几本关于叙事医学理论的书籍，听几次叙事医学的讲座，不足以使人彻底理解并学会践行叙事医学。学好叙事医学，第一步要先承认医学的人学属性。只有医生把患者当作整体的人看待，叙事医学才会有机会进入医生的视野，医生才有可能在边学习边实践的过程中比较叙事医学与纯技术医学的利与弊。在我看来，践行叙事医学比起学技术要难得多。

博览群书。从技术型人才成长为全能型人才，知识面一定要广。知识面往往决定了看问题的视角、看问题的高度。医学是人学，涉及方方面面，所以对哲学、伦理学、文学、艺术等都要涉猎。被动读书的效果不好，要培养对读书的兴趣，医生要想成为看人的“艺术家”，读的书越多，往往效果越好。

平行病历的书写。每位医生都学习过写病历，但写的内容都是客观的、理性的，且以疾病为中心。平行病历与医生既往熟悉的格式化病历最大的不同就在于平行病历是非理性的，情感色彩比较浓，涉及人际互动多。平行病历充分体现了叙事医学的两个点——共情和反思，医生的共情能力有多强，反思就有多深刻。格式化病历写的是病，与人无关；平行病历写的是人，病不是重点。

医生的潜质。前面谈到过医生的潜质。做任何工作都不是光凭吃苦、努力就一定能做得游刃有余的，特别是有些工作需要人的特殊潜质。正如运动员、演员需要潜质，医生也需要潜质，而不是成功在医学院毕业就能成为一名合格的医生。医生要有一定的潜质，因为医生不仅要掌握技术，更要对人有悲悯之心、责任感和爱心。如果只掌握技术，充其量只是“医匠”。医生关注患者的整体，注重患者的情感，加上技术高超，才是“医师”。

叙事医学作为人文医学抓手的难点，我还能列举许多条，但以上5条很有代表性，如果对这5条加以重视，对医生摆脱“只在乎技术、不在乎人心”“只认病、不认人”的观念还是有益的。

接下来谈谈可尝试的操作方案。

自上而下的联动。在这次的人文医院建设工作中，医院是主导。由医院启动、部署，全院联动，这对人文医院的建设是好事，因为不是所有的人、所有的科室对人文医院的建设在一开始就有很高的积极性。虽然让人被动地做事不是最好的选择，但如果所做的事对患者、医务人员、医院都好，只是部分人的理念还没跟上，那么自上而下的联动就是最优的选项。

加快医生的步伐。从这几年推广叙事医学的情况来看，护士队伍在叙事医学的学习、科研、实践方面走在了前端，医生整体慢了半拍。但看病的主体是医生，医生的一言一行对患者的就医感受有重要的影响。对于人文医院的建设，医生、护士都不能少。当然，医生的工作时间不规律，不同科室的医生劳动强度也不一样，所以不能“一刀切”。科室忙的医生可以从主动和患者打招呼做起，有时间的医生还可以和患者聊天。不要把聊天视为浪费时间，这是叙事医学的艺术。

以点带面。可以先从医院的人文科室做起，也可以从对叙事医学有热情的科主任、护士长所在的科室做起。护士是患者的守护者，而且护士往往参与叙事医学的热情更高，所以在人文医院的建设中要充分利用护士这支队伍。

从被动到主动。叙事医学不是给繁忙的临床工作添麻烦，而可以助力医务工作者全方位提升自我。真正了解叙事医学后，我相信医生和护士就会把叙事医学看作修身养性的良药。对自己有利的事，人们往往都会主动做。

不拘泥于形式。看病有章可循，格式化病历也有一定之规。可叙事医学的实践没有那么多硬性规定。工作坊、医患沟通座谈会、平行病历比赛、小品演出等，都是实践叙事医学可选择的形式。

领导参与。“火车跑得快，全靠车头带。”叙事医学的实践需要领导亲力亲为。医院的领头人可以参与叙事医学的各种活动，这不是为了监督下属，而是表明践行叙事医学、打造人文医院的决心，并掌握人文医院建设的情况。当然有了领导的支持，积极者会更有动力，观望者也会加快步伐。

动力不减。三天打鱼、两天晒网不是好习惯。做好一件事，要有热情，要有动力，要持之以恒。人文医院建设的列车一旦出发，就不能停。要一鼓作气，把火烧得越旺越好。

取长补短。由于叙事医学传入国内的时间不长，而且没有固定的模式，同时人文医院的建设往往要比打造技术型医院更有难度，因此科室之间要相互学习，医院之间要多交流，彼此取长补短，会让人文医院建设少走弯路。

奖字当先。在叙事医学的实践中，医生如果不去做，也没有错，只是在成就自己的善良、追求仁心仁爱、树立担当精神方面做得不够，实际上这本身也算是一种罚了。但要对积极参与叙事医学实践、为建设人文医院付出努力的医生给予鼓励。奖就是为了鼓励医生把这件事做好、做扎实，从而让更多的人获益。

永不松懈。2022年是北京积水潭医院的人文医院建设年，但人文情怀、叙事理念是不会随着时间的变化而衰减的。医生给予患者的温度在某种程度上决定了医院的品质，叙事医学实践让医生在追求技术精进的基础上，始终不忘医学的初心。

以上10条可尝试的操作方案是我的思考。几十年的临床实践，5年的叙事医学学习，让我对叙事医学这门尚需临床验证的新型学科充满信心。医学人文是一个大话题，而叙事医学就是医学人文的践行工具，是对医学人文的具体诠释。所以，凭借对叙事医学的了解，让我有了写《在人文医院的建设中，叙事医学是抓手》这篇文章的动力。

14

叙事医学弥合不同背景下的文化差异

医生都明白有效沟通是建立健康的医患关系的法宝，医生大多也具备一定的从循证角度理解患者故事的能力。但不同的环境和背景，造就了医患之间的文化差异，对疾病的认知、对医疗决策的制定形成了很大的阻碍。

记得小时候，我一旦不爱吃饭，姨妈就认为我“积食”了，姨妈不识字，就按照她长辈传下来的方法给我“治疗”：用燃烧的火柴将缝衣针消毒，然后在我的手指关节处扎，每扎一下，就挤压放血。几十年过去了，我早就忘了治疗的效果，但对姨妈“一针见血”的技能，我还记忆犹新。当然用独特方法治病的例子，在其他文化中也不少见。例如，在加勒比地区，一位中年妇女早上醒来后，发现手臂上出现了不少蓝色疹子。她没有急于到医院，而是跟同村的村民谈起了这件事。大家推测，她昨晚被Soucouyant选中了。Soucouyant是加勒比地区民间故事中的人物，她白天是一位老妇人，晚上会变成一个火球，飞出来寻找受害者，然后在受害者的手上和腿上吸血，在受害者皮肤上留下蓝色的痕迹，受害者第二天早上醒来后会发现这些痕迹。村民们肯定地认为村里有类似遭遇的人，在这个小型社区环境中，村民们聚集在一起，按照流传下来的民间传说来治疗这位妇人的病。

当然，现在的孩子不爱吃饭，家长通常不会想到是“积食”，更不会像我姨妈那样给孩子扎针了。如果上述加勒比地区的例子发生在美国，该妇女应该不会先求助于村民。她可能会最先告诉她的直系亲属，咨询她的家庭医生，或前往急诊科就诊。在急诊科，护士会记录她的生命体征，医生会问诊并为她进行体格检查，要求她接受相关化验，最终，她会得到诊断结果和可选择的治疗方案。

我举以上两个例子，不是为了评价哪种治疗模式最科学，显然它们都是不科学的。我举以上两个例子是为了提醒医生在不同背景的文化下，为患者提供个性化的医疗服务。家庭医生卡普兰·默斯（Kaplan-Myrth）写道：“每位患者都会给医疗从业者讲述一个故事。这个故事赋予了疾病各种含义，而这些含义只在特定背景下才有意义。”根据医学人类学家的观点，疾病叙述不仅是描述症状，还是人们开始意识到并理解自己生活的过程。

“叙事医学”在2001年由丽塔·卡伦提出，从此，叙事医学渐渐进入医生的视野。叙事医学不是从技术层面为医生把关，而是让医生学会共情，进而从感性层面提高医疗质量。叙事医学的真正含义是获取、理解并整合疾病过程中所有参与者观点的基本工具。尽管叙事医学相对于那些医生们熟悉的医学技术术语来说是一个新词，甚至至今许多医生还没有听说过叙事医学，叙述历来就是口语交流和写作的重要方面，在临床医学中也离不开问病史与写病历，因此，叙述也是医学的重要组成部分。但自20世纪初弗莱克斯纳报告（Flexner Report）发表以来，医学教育模式发生了改变，结果是喜忧参半：喜的是医学的教育质量获得了提高，医学职业化进程大大加快，医生被打造成了精英职业；忧的是由于医学越来越关注技术，临床思维越来越趋于理性，治疗方法往往是以一系列实验室和影像学检查为基础的，因此，大大限制了医患建立互相理解的关系所需要的时间，医学实践中的患者叙述部分被大大减少。

实际上在与患者交谈时，注意他们说话的细节、情绪和面部表情，对于医生理解患者对自身疾病的看法是必不可少的。如果知道患者的背景，了解他们的文化，医生就能更准确地判断患者如何看待自身的健康问题。虽然在医生眼里，疾病是一个科学问题，可在许多患者眼里，疾病是一个文化问题。文化包罗万象，涵盖了风土人情、传统习俗、生活方式、宗教信仰、艺术、伦理道德、法律制度、价值观念、审美偏好、精神图腾等。例如，图腾信仰体系认为，人类与某些动植物的灵魂有着神秘的关系，杀死或食用这些动植物会严重影响健康和寿命。所以，有图腾信仰的患者往往自己有一定之规。再如，气管切开是重症呼吸道感染患者常常会遇到的一项技术操作：经过插管上机一段时间，口中的气管插管仍不能拔除的，为了减轻感染，便于口腔护理和气道管理，需要对患者进行气管切开。有的患者不愿意接受这项操作，因为一旦气管被切开，就破坏了身体的完整性。《孝经》云“身体发肤，受之父母，不敢毁伤，孝之始也”，也许就是文化影响了患者的疾病观。

叙事医学给了医生一个机会，怀揣同理心去倾听和理解患者的故事。下面是一个发生在大西洋地区的真实故事。一位36岁的农民多年来间歇使用鼻腔喷雾剂来缓解鼻塞，最终，两个鼻孔却都完全堵塞，因此，患者不得不咨询医生。医生发现患者的两个鼻道中都有大块息肉。经手术切除息肉后，医生嘱咐患者连续使用含类固醇的鼻腔喷雾剂3个月，然后来复诊。可直到3年后，患者因为鼻息肉复发才来就诊。医生计划给患者再次进行手术，但患者多次推迟手术日期。医生问患者：“我注意到您两次推迟了手术，并要求在我休息的那一天给您做手术。这是为什么呢？”患者犹豫了一会儿，坦白道：“医生，您可能不认同，但根据我们当地的年鉴，在我选定的那一天做手术，息肉复发的可能性最低。我认为第一次手术失败的原因就是时机选得不对。”患者所说的年鉴是大西洋地区的农民经常使用的，其中包含气象数据和月相信息，以确定最佳播种日期，类似于中国的节气。患者称，当年第一次手术不成功的原因是手术那天不利于种植庄稼。如果不进一步了解患者重新安排手术时间的原因，不了解当地人的信仰，医生可能就会错误地给患者贴上“难以理解”的标签。

有了叙事医学的素养，医生就有了了解文化差异的需求，也就给医学的人学属性预留出了足够的空间。文化的多元化，决定了患者对医生的诉求不是千篇一律的。患者眼里的疾病可能与医生所想的大相径庭。科学也是为人服务的，医学的最终目的是让患者心满意足。叙事医学给了患者讲故事的机会，患者使用的词语、描绘的事实、传达的情感以及对疾病的理解都是独一无二的，与医生眼里的检查结果一样有价值。这样看来，医生有责任在循证实践和患者叙述的基础上综合不同方面的观点和事实，以促进医患的互相理解。

医学的艺术性一部分体现在不否定患者文化信仰的前提下，

说服患者相信疾病的发病机制和随后治疗方案的选择。在叙事医学的理念中，医患谁都离不开谁，双方应相互尊重。尽管在技术上，医学已经取得了很大的进步，但叙事医学应该在医学中占一席之地。目前，远程医疗也流行起来。在远程问诊中，医生无法对患者进行体格检查，也无法马上让患者接受实验室检查，患者要讲述自己的故事，医生要理解患者的“想法、担忧和期望”。总之，叙事医学以患者为中心的讲故事的方式促进了公平和包容的医患关系的建立。这使医生能够将患者当作一个整体进行照顾，而不是只关注他们所患的疾病。